AF394949

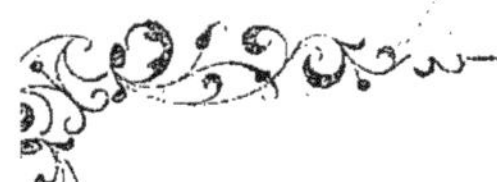
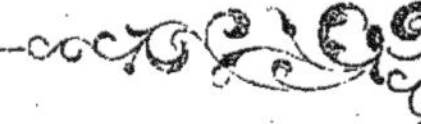

# DES RÈGLES

A SUIVRE DANS L'ADMINISTRATION

# DES ANESTHÉSIQUES

## LEÇONS

## FAITES A L'HOTEL-DIEU

PAR

## M. A. ROBERT

Chirurgien de l'Hôtel-Dieu, Membre de l'Académie de Médecine
et de la Société de Chirurgie, etc.

RECUEILLIES ET PUBLIÉES SOUS SA DIRECTION

### Par M. le Docteur DOUMIC

## PARIS

AU BUREAU DU *MONITEUR DES HOPITAUX*

QUAI DE L'HORLOGE, 21

ET DANS LES LIBRAIRIES SCIENTIFIQUES.

Mars et Avril 1859.

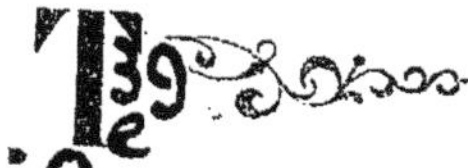
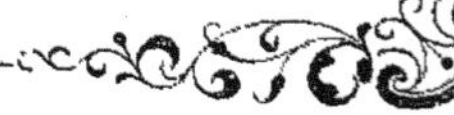

# DES RÈGLES



# DES ANESTHÉSIQUES

Paris. — Impr. de Dubuisson et C°, rue Coq-Héron, 5.

# DES RÈGLES

A SUIVRE DANS L'ADMINISTRATION

# DES ANESTHÉSIQUES

## LEÇONS

## FAITES A L'HOTEL-DIEU

PAR

## M. A. ROBERT

Chirurgien de l'Hôtel-Dieu, Membre de l'Académie de Médecine
et de la Société de Chirurgie, etc.

### RECUEILLIES ET PUBLIÉES SOUS SA DIRECTION

**Par M. le Docteur DOUMIC**

**PARIS**

AU BUREAU DU *MONITEUR DES HOPITAUX*

ET DANS LES LIBRAIRIES SCIENTIFIQUES.

Mars et Avril 1859.

1859

# LEÇONS

SUR

# L'ANESTHÉSIE

AVANTAGES DE L'ANESTHÉSIE.

Les trois cas de mort par le chloroforme survenus depuis quelques mois dans les hôpitaux de Paris ont profondément ému le corps médical ; c'est à tel point que, dans une des dernières séances de la société de chirurgie, M. Hervez de Chégoin a proposé de suspendre l'emploi des anesthésiques jusqu'à ce que de nouvelles recherches aient fait découvrir soit un agent, soit un mode d'administration mettant à l'abri de tout accident. C'est dans ces circonstances qu'un certain nombre d'élèves qui suivent habituellement notre clinique à l'Hôtel-Dieu nous ont prié de leur faire quelques leçons sur l'anesthésie.

Nous venons aujourd'hui satisfaire ce désir des élèves, les prévenant toutefois que ces leçons ne contiennent rien de nouveau et sont simplement le résumé aussi complet que possible des connaissances actuelles sur la question. Nous exposerons d'abord les services immenses que l'anesthésie rend journellement à la chirurgie ; nous examinerons ensuite quels sont les principaux agents qui servent à l'obtenir ; puis nous indiquerons les règles à suivre dans leur administration. Enfin, nous passerons en revue les inconvénients et même les dangers auxquels ces divers agents peuvent donner lieu, ainsi que les moyens de les combattre. En un mot, nous pèserons les avantages et les inconvénients de l'anesthésie, et je crois me faire l'écho de la Société de chirurgie en vous disant, dès à présent, que l'anesthésie est si bien entrée dans le domaine chirurgical, qu'il est désormais impossible d'y renoncer.

1

Je le répète, l'anesthésie est devenue aujourd'hui partie intégrante de la chirurgie et l'on ne peut plus désormais s'en passer ;
les malades savent que l'art possède des moyens pour les soustraire à la douleur d'une opération et ils ne veulent plus se laisser opérer sans cela. On a beau leur dire que le chloroforme ne
réussit pas à tout le monde, qu'il n'est pas exempt de dangers,
ils répondent : « Peu importe, j'aime mieux courir les risques du
chloroforme que de sentir les douleurs de l'opération. »

Ainsi, pour ce qui est des malades, la chirurgie ne serait plus
possible maintenant sans le chloroforme ; mais ce n'est pas seulement sous ce rapport que l'anesthésie est précieuse, elle rend
chaque jour d'immenses services à la chirurgie, qui a beaucoup
gagné depuis l'emploi des anesthésiques. En effet, l'anesthésie a
un double résultat : elle abolit non-seulement la sensibilité, mais
encore la contractilité musculaire ; or, si l'abolition de la douleur
intéresse les malades, le chirurgien, de son côté, trouve un avantage immense à la suspension de la contractilité musculaire.

Voulez-vous des preuves de l'utilité de l'anesthésie ? Elles four-
millent dans la pratique chirurgicale. Aveugle est qui ne les voit
pas. Regardez dans cet amphithéâtre même où nous sommes,
voyez ces gros anneaux de fer scellés dans les murs, ils vous at-
testent combien il fallait autrefois déployer de force pour arriver
à réduire certaines luxations, dont on triomphe facilement aujourd'hui. On fixait le malade après l'un de ces anneaux, et les
aides, en grand nombre, exerçaient des tractions sur le membre,
tandis que le chirurgien opérait la réduction des parties.

C'est Dupuytren qui avait introduit cette pratique dans les hôpitaux, frappé qu'il était des difficultés que l'on éprouvait en ville,
les aides qui faisaient l'extension tirant d'un côté, ceux qui faisaient la contre-extension tirant de l'autre ; mais, les efforts n'é-
tant jamais simultanés, il y avait beaucoup de force perdue, et
les malades éprouvaient de très vives douleurs.

Si, des luxations de l'humérus, nous passons à celles du fémur, je vous laisse à penser ce qu'il fallait de force pour les réduire ; on était obligé de recourir à des mouffles pour lutter contre la puissance énorme des muscles de la cuisse.

Aujourd'hui, grâce à la découverte de l'anesthésie, nous avons
un moyen de neutraliser l'action musculaire ; nous sommes, par
conséquent, débarrassés de l'élément qui nous gênait le plus pour
opérer la réduction.

Vous m'avez vu dernièrement réduire deux ou trois luxations de l'épaule par le procédé de M. Lacour, et vous avez pu voir de quel secours m'a été l'administration du chloroforme dans ces cas ; un seul aide suffit et la réduction s'opère facilement. Il n'est question ici que des luxations récentes, bien entendu, car, pour ce qui est des luxations anciennes, le chloroforme n'a plus la même utilité ; c'est qu'alors ce n'est plus la contractilité musculaire que l'on a à vaincre, les parties sont maintenues immobiles par des désordres organiques, elles ont contracté des adhérences entre elles et les tissus sont indurés.

Les bienfaits de l'anesthésie pour la réduction des luxations sont tels que l'on a pu, de nos jours, résoudre un problème dont on regardait jadis la solution comme impossible. Les luxations de l'épaule sont compliquées quelquefois de fracture de l'extrémité supérieure de l'humérus ; comment faire, en pareil cas, pour réduire la luxation ? Boyer dit qu'il faut d'abord guérir la fracture, puis, lorsque la consolidation est complète, tirer sur le bras pour opérer la réduction de l'épaule. Or, combien faut-il de temps pour que la fracture se consolide , 50 à 60 jours, et c'est alors qu'il faut tirer sur le bras pour réduire la luxation de l'épaule ! Ainsi, d'après Boyer, c'est environ deux mois après l'accident que l'on doit songer à réduire la luxation ; je vous demande un peu quel serait le résultat des tentatives faites à cette époque ? Aujourd'hui que nous possédons le chloroforme, on peut, dès les premiers moments qui suivent l'accident, tenter la réduction de la luxation. M. Richet a rapporté un fait extrêmement curieux de luxation de l'épaule avec fracture de l'extrémité supérieure de l'humérus, dans lequel il a suffi, le malade étant anesthésié, de pousser légèrement sur le fragment supérieur pour le faire rentrer dans la cavité glénoïde.

Depuis cette époque, ce chirurgien a essayé le même procédé dans deux autres cas de luxation avec fracture de la tête de l'humérus ; dans l'un il a réussi, dans l'autre il a malheureusement échoué. Enfin, moi-même, au moment où j'ai quitté l'hôpital Beaujon, j'ai laissé à M. Malgaigne un malade atteint de fracture avec luxation de l'épaule. J'ai fait, en m'aidant du chloroforme, plusieurs tentatives pour repousser la tête de l'humérus dans la cavité glénoïde. Le déplacement était probablement trop considérable , je ne pus réussir à opérer la réduction. M. Malgaigne essaya à son tour, mais ne fut pas plus heureux que moi, et le malade a conservé sa luxation, c'est-à-dire une difformité incurable. Bien que dans ces deux derniers cas on n'ait pas obtenu de résultat satisfaisant, il n'en est pas moins vrai que le fait très intéressant rapporté par M. Richet constitue un pas énorme fait par la chirurgie.

C'est encore au chloroforme que revient tout l'honneur de cette conquête; car il est constant que ces lésions, qui autrefois étaient toutes au-dessus des ressources de l'art, peuvent maintenant se guérir, grâce à l'anesthésie.

Voilà déjà quelques-uns des cas où le chloroforme rend de grands services à la chirurgie, et notez bien que ce n'est pas simplement pour soustraire le malade aux douleurs de l'opération que l'on a recours à l'anesthésie : il s'agit de maladies dans le traitement desquelles celle-ci joue un rôle important, puisqu'elle permet de guérir des lésions qui naguère étaient complétement incurables.

Mais là ne s'arrêtent pas les bénéfices de l'anesthésie; nous les retrouvons dans différentes parties de la chirurgie. Dans la réduction des hernies, par exemple, vous savez qu'au moment où l'on comprime la tumeur, il y a toujours un peu de douleur ; cette douleur provoque de la part du malade une résistance instinctive qui se traduit par une contraction des muscles abdominaux, laquelle apporte un obstacle à la réduction de l'intestin. Or, lorsqu'un malade se trouve dans de bonnes conditions pour que sa hernie puisse rentrer, rien ne permet mieux cette réduction de l'intestin que l'anesthésie. En effet, la pression modérée, méthodique, que l'on exerce sur l'anse intestinale herniée, ne provoque pas de douleur, il n'y a pas de contraction des muscles abdominaux et par conséquent pas d'obstacle à la réduction de la hernie. Je conclus donc, relativement à ce sujet, que l'on réduit beaucoup plus de hernies aujourd'hui qu'on ne le faisait autrefois. C'est encore là une heureuse application de l'anesthésie.

Passons maintenant aux maladies des voies urinaires. Vous trouverez beaucoup de malades affectés de rétrécissements ou de rétention d'urine, chez lesquels l'introduction d'une sonde ou d'une bougie dans l'urètre détermine aussitôt de telles contractions des couches musculaires qui entourent la portion membraneuse, et même, au dire des anatomistes modernes, la portion spongieuse de ce canal, qu'il est impossible à l'algalie d'avancer; il y a un rétrécissement spasmodique infranchissable. Je me rappelle que Roux niait d'une manière absolue l'existence de ces rétrécissements spasmodiques; j'en ai vu un certain nombre, et, pour ma part, je ne puis plus en douter; il y a des individus chez qui, pendant l'état de veille, le contact de la sonde sur la muqueuse urétrale détermine de telles contractions musculaires que l'instrument est violemment serré dans le canal; soumettez ces mêmes malades à l'action du chloroforme, et aussitôt l'urètre devient parfaitement libre, certes, ce sont bien là des rétrécissements spasmodiques que l'anesthésie vous permet non-seulement de reconnaître, mais encore de guérir.

En voulez-vous un exemple? J'ai vu à l'hôpital Beaujon un malade qui avait des fistules urinaires et un rétrécissement infranchissable; la plus petite bougie ne passait pas, et les tentatives de cathétérisme amenaient toujours de la fièvre. Au bout de plusieurs mois, et après avoir essayé le cathétérisme de toutes les manières, mais sans succès, j'étais décidé à pratiquer l'urétrotomie; or cette opération est très longue et très difficile quand le rétrécissement n'est pas franchissable et que l'on n'a pas de guide pour trouver le canal; ce n'est qu'après des tâtonnements très-difficiles qu'on y arrive, et souvent même on est obligé d'y renoncer.

Vous entendrez des chirurgiens fort habiles vous dire combien l'opération est laborieuse dans ces circonstances. Enfin elle n'est pas complétement exempte de dangers. J'étais donc décidé à pratiquer l'urétrotomie, et j'avais déjà chloroformé le malade pour le soustraire aux douleurs des premières incisions, lorsque, avant d'introduire l'urétrotome, l'idée me vint d'essayer de passer une bougie : je pris une bougie en gomme élastique de moyen calibre; quel fut mon étonnement lorsque je vis que je franchissais d'emblée le rétrécissement!

L'urétrotomie était donc inutile, puisqu'il s'agissait d'un rétrécissement compliqué de spasme. Je commençai dès lors la dilatation; j'eus un peu de peine dans les premiers temps, car l'urètre supportait très mal les bougies; mais, au bout de quelque temps, l'urètre s'étant un peu dilaté, je pratiquai l'urétrotomie antérograde, puis je passai à des sondes plus grosses, et enfin le malade fut complétement guéri.

C'est encore au chloroforme que revient l'honneur de cette guérison.

Puisque nous en sommes aux maladies des voies urinaires, la chirurgie retire encore de très grands avantages de l'emploi de l'anesthésie pour l'opération de la lithotritie. Lorsque la vessie ne peut se débarrasser des fragments du calcul, on se sert d'un brise-pierre à cuiller concave pour extraire ces fragments. Or, vous trouverez beaucoup de malades chez qui la sortie de ce brise-pierre, qui est très gros, amène la contraction des muscles du·canal ; l'opération est alors difficile et douloureuse pour le malade. Administrez le chloroforme, et vous serez étonné de l'ampleur du canal et de la souplesse du col de la vessie ; vous serez surpris de l'innocuité des suites de l'opération. Cela, du reste, est très facile à comprendre : si le canal se contracte sur le brise-pierre, il y a des déchirures de l'urètre, et par suite une réaction inflammatoire très vive ; si, au contraire, le malade étant anesthésié, les contractions musculaires de l'urètre sont supprimées, le passage de l'instrument est facile, le canal n'est pas blessé, et par conséquent il n'y a pas d'inflammation.

C'est grâce au chloroforme que j'ai pu, chez un malade, extraire en plusieurs séances, à chacune desquelles j'introduisais jusqu'à six ou huit fois l'instrument, j'ai pu extraire, dis-je, 85 grammes de fragments de calculs, dont quelques-uns étaient gros comme un noyau de cerise ; ce malade était tellement peureux que, lorsque je voulais introduire, non pas le brise-pierre en bec-de-canne, mais simplement le cathéter, sans l'avoir soumis aux inhalations de chloroforme, le canal se contractait violemment et l'instrument ne pouvait plus passer. L'anesthésie constitue donc un précieux adjuvant dans la pratique de la lithotritie ; je ne sais pourquoi, en France, les spécialistes, les uropathes n'y ont pas recours, — peut-être est-ce pour éviter les graves préoccupations que donne l'administration du chloroforme, — mais à l'étranger on en fait un usage très heureux ; j'ai lu, il y a quelques années, un mémoire de M. Yvantschich, de Vienne, et dernièrement un travail de M. Pirogoff, chirurgien en chef de l'armée russe en Crimée, sur les bons résultats de l'application de l'anesthésie à la lithotritie.

Sous ce rapport, les chirurgiens ne sauraient se passer du chloroforme.

Dans le diagnostic de certaines maladies, le chloroforme rend encore d'immenses services ; il y a, par exemple, des tumeurs du ventre dont l'examen est très difficile : le moindre contact des doigts est tellement douloureux qu'immédiatement les muscles abdominaux se contractent, et dès lors toute exploration devient impossible ; dans ces cas, l'anesthésie supprimant l'élément de douleur et par suite les contractions des muscles abdominaux, le chirurgien peut à son aise palper, examiner ces tumeurs et établir enfin son diagnostic.

Quels avantages ne trouve-t-on pas encore dans l'emploi de l'anesthésie pour l'exploration de certaines maladies articulaires ? Rappelez-vous cette jeune fille que je trouvai dans la salle Saint-Paul, lorsque je pris le service de Boyer : elle était en traitement depuis deux ans, comme affectée de coxalgie ; la cuisse était fléchie sur le bassin, et le moindre mouvement communiqué au membre déterminait des douleurs atroces ; *diagnostic*, coxalgie ; *traitement*, cautères, etc. Je voulus m'assurer s'il y avait véritablement une maladie inflammatoire de la hanche ; mais dès que je touchai la cuisse ou la jambe, la malade poussait des cris affreux et contractait violemment ses muscles. Je songeai donc à supprimer la douleur et, par suite, la contraction musculaire, afin d'arriver à un diagnostic certain ; j'administrai le chloroforme, et, dès que j'eus obtenu la résolution complète des muscles, je pus faire exécuter à la cuisse tous les mouvements dont elle est susceptible, adduction, abduction, circumduction, etc., sans rencontrer dans l'articulation la moindre chose qui m'annonçât l'existence d'une altération organique de la hanche. Je rejetai donc l'idée d'une coxarthrocace (maladie inflammatoire de l'articulation coxo-fémorale), et, prenant en considération l'état chloro-anémique de la malade, je conclus à l'existence d'une simple affection douloureuse, hystérique, de la hanche (coxalgie), avec contraction des muscles de la cuisse et du bassin. Je dirigeai le traitement dans ce sens : bains sulfureux, hydrothérapie, préparations martiales à l'intérieur, et j'obtins la guérison. Sans le chloroforme, le diagnostic de cette affection était impossible.

Autre exemple ; car, puisque vous devez manier l'anesthésie, il faut que vous en connaissiez toute l'importance ; plus tard je vous dirai quels en sont les inconvénients et les dangers ; mais, comme avec toute la Société de chirurgie je conclurai à l'emploi de l'anesthésie, il faut aussi que je vous en dise tous les avantages.

Beaucoup d'arthrites du genou sont rapidement suivies de la flexion de la jambe sur la cuisse ; or, il n'est pas possible de guérir ces arthrites si l'on ne ramène pas la jambe à sa direction normale, c'est Bonnet (de Lyon) qui a le premier posé ce principe ; ou bien, si on les guérit, le membre est ankylosé dans la flexion, et par suite le malade en éprouve une gêne considérable. Il faut donc se hâter de faire cesser cette position vicieuse, qui par elle-même entretient l'inflammation, car la flexion exagérée du genou entraîne des subluxations, des déplacements entre les surfaces articulaires qui ont pour résultat le tiraillement de la synoviale et la tension des liens fibreux qui entourent la jointure ; il faut opérer le redressement du membre. Or, je défie que l'on puisse étendre le genou sur un malade dont la sensibilité n'est pas supprimée par l'anesthésie. J'ai vu dernièrement encore un jeune homme qui avait une entorse du genou ; l'angle que la jambe formait avec la cuisse était tellement aigu que le talon touchait presque à la tubérosité de l'ischion ; le genou était extrêmement douloureux. D'où venait cette douleur ? Quelle part pouvait y avoir la position vicieuse du membre ? Vous allez le savoir :

Je soumis le jeune homme aux inhalations du chloroforme et je pus, sans beaucoup de difficulté, et avec un seul aide, obtenir l'extension complète de la jambe. Immédiatement le malade fut soulagé, par le fait seul du retour de la jambe à sa position physiologique ; au bout de quinze jours il y avait une amélioration considérable. Plus tard, de nouveaux accidents survinrent, il se fit un dépôt de matière tuberculeuse dans les condyles du fémur, et la maladie se termina par une ankylose; mais cette ankylose s'est faite le membre étant dans l'extension, et le malade peut marcher aujourd'hui. C'est encore au chloroforme que nous devons ce bon résultat.

Une autre application très heureuse de l'anesthésie, est la suivante : certaines maladies des yeux sont tellement douloureuses, que l'on ne peut les constater et en reconnaître le degré, si l'on n'a d'abord le soin de supprimer l'élément de douleur ; lorsque les malades sont soumis à l'action du chloroforme, on peut facilement écarter les paupières et examiner les yeux à son aise. A l'hôpital des Enfants-Trouvés, M. Giraldès, à l'exemple de M. de Grœfe, de Berlin, emploie, non pas le chloroforme, mais l'amylène, qui donne une anesthésie de courte durée, une ou deux minutes ; ce temps suffit parfaitement pour l'examen des yeux.

Enfin la pratique des accouchements trouve encore dans l'anesthésie un puissant auxiliaire. En Angleterre on emploie beaucoup le chloroforme dans l'accouchement naturel ; en France, au contraire, on le rejette dans ce cas, et je crois que l'on a raison. En effet, les douleurs de l'accouchement sont physiologiques, elles sont nécessaires ; les femmes en ont grand'peur, il est vrai, mais elles les supportent très bien, et quand l'accouchement est terminé, à ces douleurs succède un calme parfait qui différencie complétement les douleurs de l'enfantement de celles qui succèdent aux opérations chirurgicales.

Dans les accouchements difficiles, au contraire, alors qu'il faut pratiquer la version ou appliquer le forceps, l'anesthésie est véritablement précieuse. Pour la version, par exemple, on introduit la main dans l'utérus pendant l'intervalle des douleurs pour aller saisir les pieds de l'enfant ; mais bientôt arrivent des contractions utérines ; et tous ceux d'entre vous qui ont eu occasion de faire la version savent que la main subit alors une telle pression, qu'il est impossible de bouger et de faire subir le moindre mouvement au fœtus. Il en résulte que la version est très longue ; tandis que, si l'on administre le chloroforme, les contractions utérines sont supprimées, et l'on peut exécuter facilement des versions qui, sans le secours de l'anesthésie, eussent été longues, difficiles et douloureuses, aussi bien pour la femme que pour le chirurgien. Je suis tenté de croire que, depuis que l'on anesthésie les malades pour pratiquer la version, on amène beaucoup plus d'enfants vivants.

En effet, les pressions violentes que le fœtus subit de la part de l'utérus, après que la poche des eaux est rompue, peuvent compromettre sérieusement son existence. Je ne sache pas que l'on ait fait de statistique à cet égard, mais je suis convaincu que ces résultats indiqués par la théorie seraient confirmés par la statistique.

Il y a donc dans l'emploi de l'anesthésie avantage tout à la fois pour la mère, pour l'enfant et pour l'accoucheur.

Il en est de même pour les applications de forceps ; les manœuvres sont grandement facilitées par l'emploi de l'anesthésie.

Enfin la médecine légale elle-même retire de très grands avantages de l'anesthésie, dans les cas où l'on a lieu de soupçonner par exemple qu'une maladie est simulée. Ainsi un individu réclame des dommages-intérêts pour une blessure qui s'est terminée par l'ankylose d'un membre, ou bien un conscrit prétexte une ankylose pour se faire exempter du service militaire ; les médecins experts ou les chirurgiens qui président le conseil de révision ont besoin de s'assurer s'il y a véritablement ankylose, ou si au contraire la maladie est simulée. Dans ces cas l'anesthésie vous donne un moyen facile de découvrir la vérité : vous comprenez que dans l'état de veille, les contractions musculaires tiennent le membre rigide et peuvent très bien simuler l'ankylose ; soumettez ces individus à l'action du chloroforme, les contractions musculaires sont impossibles, et si vous ne trouvez pas la même rigidité du membre, vous avez la preuve certaine qu'il n'y a pas ankylose. C'est ainsi que, dans un procès où j'étais nommé expert, j'ai pu constater qu'il y avait réellement soudure de l'épaule.

En terminant cet exposé des services immenses que l'anesthésie rend journellement à la chirurgie, je reviens un instant sur l'abolition de la douleur. Non-seulement le chloroforme soustrait le malade aux douleurs de l'opération, mais il a encore un excellent effet sur le moral du patient ; celui-ci est débarrassé de la crainte de la douleur, il sait qu'il ne souffrira pas, et cette conviction le met dans un état de calme qui est très favorable même au point de vue des suites de l'opération.

La crainte de la douleur, vous le savez, ne laisse pas que d'avoir quelquefois une certaine gravité, et l'on trouve dans les annales de la science des faits qui prouvent que cet état moral peut aller jusqu'à amener la mort.

Un jour, Desault allait pratiquer l'opération de la taille à un malade qui était très pusillanime ; il traça, dit-on, avec son ongle sur le périnée la place où devait passer l'incision ; le malade crut que l'on faisait l'opération, il fut pris de syncope et mourut.

J'ai entendu raconter ce fait à Boyer, qui, ainsi que vous le savez, avait été contemporain de Desault.

M. le docteur Cazenave, de Bordeaux, a observé un cas analogue à celui de Desault ; il se préparait à pratiquer l'opération de la taille bilatérale sur un vétérinaire de Tourseins ; les instruments étaient prêts et il se disposait à commencer son opération, lorsque, tout-à-coup, le malade, qui avait fait jusque-là bonne contenance, pâlit, s'affaissa sur lui-même ; la respiration et la circulation s'arrêtèrent et le malade mourut : c'est, évidemment, à l'anxiété morale qu'il faut attribuer la syncope à laquelle le malade a succombé.

En outre, on sait que la douleur, quand les opérations sont longues, amène un épuisement considérable chez les malades.

Cabanis et Dupuytren comparaient la douleur à un écoulement de sang; ainsi Cabanis dit que l'on peut mourir de douleur comme ou meurt d'hémorrhagie, par suite de l'épuisement qu'éprouve le système nerveux.

Il est certain que les douleurs vives et prolongées sont ordinairement suivies d'une prostration profonde, dont il est quelquefois très difficile de relever les malades.

Les chirurgiens militaires qui ont assisté aux campagnes d'Algérie, au siége de Rome, à la guerre de Crimée, vous diront également que les soldats français, si braves au combat, si courageux à l'assaut, redoutent bien plus les douleurs des opérations que celles des blessures; aussi, dans leurs entretiens avec les officiers de santé, se faisaient-ils bien assurer qu'on ne les opérerait pas sans chloroforme; cette pensée qu'on les endormirait s'il y avait quelque opération à leur faire doublait leur courage et mettait leur esprit en repos. Notre excellent confrère, M. Legouest, nous disait dernièrement encore avoir été cent fois témoin de faits pareils.

Tels sont les avantages de l'anesthésie, tels sont les services signalés qu'elle rend à la chirurgie dans un grand nombre d'opérations dont l'accomplissement serait, sans le secours de ce moyen, long, pénible, difficile et même quelquefois impossible. Ce n'est pas seulement parce que les malades veulent être endormis, c'est que désormais l'anesthésie fait partie intégrante de la chirurgie : elle sera donc employée malgré les efforts de ceux qui voudront la faire disparaître du domaine chirurgical, et cela, parce que les services qu'elle rend ne peuvent être mis en parallèle avec les dangers qu'elle peut présenter : c'est au chirurgien à faire tous ses efforts pour se mettre à l'abri de ces dangers, en s'entourant de toutes les précautions nécessaires et en n'agissant jamais qu'avec la plus grande prudence.

Nous savons par avance que l'anesthésie générale est toujours une chose sérieuse; aussi les chirurgiens ont-ils dû rechercher si, dans quelques cas déterminés, il n'est pas possible d'obtenir l'insensibilité d'une partie seulement du corps; telles sont, par exemple, les opérations à pratiquer sur un doigt, un orteil, la verge. Il est évident que, pour des cas semblables, si l'on peut anesthésier isolément l'organe sur lequel doit porter l'opération, il y a un avantage immense à le faire, puisque l'on éviterait ainsi les dangers de l'anesthésie générale. Les tentatives faites dans cette voie ont été couronnées de succès, et nous possédons aujourd'hui des moyens pour surprendre localement la sensibilité d'un organe.

Il y a donc deux espèces d'anesthésie : l'anesthésie locale et l'anesthésie générale. Nous nous occuperons d'abord des anesthésiques locaux.

ANESTHÉSIE LOCALE.

Les anesthésiques locaux sont ceux qui permettent d'obtenir l'insensibilité d'une partie du corps seulement. On a essayé un certain nombre de moyens, mais tous n'ont pas également réussi, comme vous allez le voir.

*Congélation.* — Le premier de ces moyens est l'application du froid ; je devrais dire plutôt la congélation, car on n'obtient de l'anesthésie qu'en congelant les parties. Ce moyen avait déjà été entrevu il y a fort longtemps, car il est indiqué par Rhazès, mais il est juste de dire que c'est seulement depuis les travaux d'un chirurgien anglais, M. Arnott, de Londres, que l'étude de cet agent a été approfondie et que l'application en a été régularisée.

Je vous ai dit que pour obtenir l'anesthésie, il fallait produire la congélation.

C'est à l'aide d'un mélange réfrigérant que l'on arrive à ce résultat, car la glace ne suffit pas, elle donne seulement une température égale à 0°, et il faut un froid d'environ 6° à 7° ; on l'obtient avec un mélange de glace et de sel que l'on place dans un sac de grosse mousseline claire ou de gaze. Si l'on a par exemple à agir sur le dos de la main, on applique sur cette partie le sac contenant le mélange réfrigérant ; s'il s'agit d'un doigt ou d'un orteil, on entoure l'organe avec le sac de glace et on le maintient en place un certain temps. Il va sans dire que ce moyen d'obtenir l'anesthésie ne conviendrait pas pour le bras, l'avant-bras, etc. ; car, pour obtenir la congélation dans les parties profondes du membre, il faudrait un temps très long, et les téguments seraient infailliblement frappés de mortification. La congélation doit être de courte durée : elle n'est donc applicable qu'aux organes d'un petit volume dont toutes les parties puissent être promptement et simultanément congelées. C'est donc seulement pour les opérations à pratiquer sur les doigts, les orteils ou la verge, que l'on a recours à ce moyen anesthésique.

Je n'ai jamais employé la congélation pour faire des ouvertures d'abcès. En effet, les tissus qui recouvrent un abcès sont eux-mêmes le siége d'une certaine inflammation, leur nutrition, leur mode de vitalité sont altérées ; or, je ne sais pas si la congélation n'aurait pas pour effet d'éteindre la vie dans ces parties; pour ma part, je craindrais de voir survenir des accidents.

Mais j'ai souvent recours à ce moyen pour des amputations de doigts ou d'orteils, pour l'arrachement de l'ongle ; ce sont des organes grêles que la congélation envahit promptement ; ce sont aussi des opérations de courte durée, et l'on n'a, par conséquent, pas à craindre la gangrène.

A ces cas seulement il faut, suivant moi, limiter l'emploi de la congélation. On entoure donc la partie avec le sachet qui contient le mélange réfrigérant, au bout de trois ou quatre minutes, la congélation s'opère ; alors la peau qui, sous la première impression du froid, était rouge et un peu gonflée, devient d'un blanc mat, l'organe est dur comme un morceau de pierre, et sonne quand on le frappe avec un scalpel. L'organe est congelé, donc la circulation est suspendue dans les vaisseaux, ceux-ci contiennent des glaçons, et, si l'on a par exemple un ongle à arracher ou un doigt à amputer, ces petites opérations se font très vite, et la congélation dure assez longtemps pour qu'on puisse les exécuter. Lorsqu'on coupe les tissus, on sent la peau et le tissu cellulaire qui résistent et craquent sous le bistouri, et, lorsque la partie est enlevée, on voit que l'organe sur la coupe est blanc, homogène et solide comme de la glace. En un mot, il y a une véritable congélation.

La première fois que j'eus recours à ce moyen, j'avoue que cet aspect des tissus que je viens de décrire m'a un peu effrayé ; je me demandais comment après une suspension aussi violente des fonctions d'un organe, la circulation et la sensibilité pouvaient se rétablir. Or, voici ce qui se passe : au bout d'une ou deux minutes on voit la teinte rouge revenir, la circulation recommence à se faire, un léger suintement sanguin se produit à la surface de la plaie, les tissus redeviennent souples et élastiques. Enfin, de proche en proche, la sensibilité reparaît; elle est même plus vive qu'à l'état normal et les malades éprouvent alors un peu de douleur. Ce phénomène se comprend facilement : à la suite de la congélation il se fait une certaine réaction, il se produit un peu de gonflement dans les parties avec chaleur et douleur ; mais cet état ne dure pas longtemps et l'on est en quelque sorte surpris que l'emploi d'un moyen qui suspend si violemment la vie dans un organe n'ait pas de conséquences fâcheuses : du moins, pour ma part, je n'en ai pas observé.

Dans quelques cas, pourtant, la réaction un peu vive pourrait faire craindre des accidents graves ; je n'en ai pas vu, je le répète ; cependant, je crois que cela n'est pas impossible. Voici un fait dont j'ai été témoin, et qui n'a pas laissé de me donner quelques inquiétudes. Il y a deux ans environ, j'avais à arracher un ongle chez une dame du monde, à la peau fine et aux pieds potelés, ne marchant jamais ; cette dame avait un système nerveux très impressionnable, elle avait des battements de cœur ; pour ces raisons, je ne voulus pas employer le chloroforme, je congelai l'orteil et je pratiquai mon opération ; le lendemain, il y avait sur tous les endroits où le sachet de glace avait porté une rougeur violacée, livide, qui me fit craindre pendant deux jours la formation d'escharres de la peau ; j'appliquai des compresses d'eau-de-vie camphrée mêlée d'eau ; bientôt la circulation se régularisa, et tout alla bien. A part ce petit accident, je n'ai jamais vu la congélation avoir des conséquences fâcheuses.

Tel est le procédé d'Arnott pour obtenir l'anesthésie locale ; c'est une véritable congélation, qui donne une insensibilité parfaite, mais qui ne convient que dans les cas où' l'on a des opérations de courte durée à faire sur des organes d'un petit volume. C'est vous dire que les applications de ce procédé sont assez restreintes.

*Narcotiques.* — Il y a très longtemps que l'on avait songé à employer les substances narcotiques pour obtenir l'anesthésie locale ; mais on ne peut tout au plus qu'engourdir la peau, et encore faut-il pour cela que le contact de ces substances soit longtemps prolongé. En somme, ce moyen donne des résultats à peu près nuls. Mais, il y a quelque temps, un chirurgien anglais, M. Richardson, s'est demandé si l'on ne pourrait pas faire pénétrer dans les tissus des substances narcotiques concentrées, en se servant de courants électriques à puissance excitatrice faible, mais à puissance chimique très forte. On enveloppe la partie d'éponges imbibées de solution narcotique, et sur ces éponges on fait arriver les pôles d'une pile galvanique. Ces essais ont été faits sur des animaux et n'ont pas encore été appliqués chez l'homme ; c'est donc un moyen qui ne peut encore passer dans la pratique. C'est du moins l'opinion qui résulte d'un compte rendu de ces expériences publié tout récemment par M. Brown-Séquard dans le journal *le Progrès*.

M. Brown-Séquard lui-même, qui, ainsi que vous le savez, s'est beaucoup occupé de l'électricité, et a fait de nombreuses recherches sur le système nerveux, a proposé un autre moyen d'obtenir l'anesthésie : c'est en combinant l'électricité avec la compression des artères. On sait en effet que l'on détermine promptement un certain engourdissement d'un membre lorsqu'on en comprime l'artère principale. Supposons, par exemple, que l'on comprime l'artère brachiale, il n'arrive plus au bras qu'une très petite quantité de sang ; mais cette quantité de sang, si faible qu'elle soit, suffit encore pour entretenir dans le membre une sensibilité ; c'est ce reste de sensibilité que M. Brown-Séquard se propose de faire disparaître par l'application de l'électricité.

M. Verneuil a expérimenté ce moyen d'anesthésie à l'hôpital Beaujon, il a pratiqué un certain nombre de petites opérations sur des doigts, des orteils ; parmi ces malades, les uns ont paru soulagés, les autres ont beaucoup souffert.

*Electricité seule.* — Enfin on a imaginé de faire traverser les tissus par un courant électrique, en faisant tenir au malade avec la main un des pôles de la machine, tandis que l'autre pôle est placé sur le bistouri ou sur le davier, pour l'arrachement des dents, car c'est dans ce but que les dentistes américains ont expérimenté et préconisé ce moyen anesthésique.

Examinons quelle est la valeur de ce moyen. Un dentiste américain envoie à l'Académie une note sur les bons effets de l'électricité comme anesthésique dans l'arrachement des dents. Or j'ai voulu vérifier le fait par moi-même : j'ai donc institué des expériences qui ont été faites sous mes yeux par des dentistes habiles, M. Preterre et M. Magitot ; l'appareil dont on se sert est une machine à induction à faible courant ; celle de MM. Morin et Legendre convient parfaitement : le malade tient d'une main l'un des pôles de la pile, et l'autre est mis en communication avec le davier ; je n'ai pas besoin de vous dire qu'on isole le manche de l'instrument en le couvrant de soie. J'ai fait ainsi extraire devant moi, en plusieurs séances, une cinquantaine de dents environ.

Sur ce nombre quelques malades ont peu souffert, d'autres un peu plus, quelques-uns enfin beaucoup.

J'ai cherché à me rendre compte de ces différents effets ; j'ai vu qu'au moment où l'on applique la clef sur la dent. Celle-ci est traversée par un courant électrique ; or, si le courant est faible, il détermine, non pas une douleur vive, mais une espèce d'engourdissement du nerf dentaire, et, pendant que cet engourdissement a lieu, le dentiste fait son opération, de sorte que; dans certains cas, les deux douleurs se confondant, celle de l'avulsion de la dent passe inaperçue : ce sont là les cas favorables. Chez d'autres malades l'arrachement de la dent a causé des douleurs très vives; chez d'autres enfin l'application seule du courant électrique a été très douloureuse.

Il me paraît difficile d'expliquer la différence de ces résultats, si l'on ne tient compte des diverses conditions dans lesquelles se trouvent les malades ; ainsi je crois que les malades qui souffrent le plus sont ceux chez qui une inflammation du périoste alvéolo-dentaire produit un étranglement de la dent, tandis que ceux chez qui la pulpe dentaire est elle-même atteinte par la carie, souffrent moins , le courant électrique ayant pour effet d'engourdir les filets nerveux qui entrent dans la composition de la pulpe dentaire.

On a également essayé d'appliquer l'électricité comme moyen anesthétique pour quelques petites opérations comme l'ouverture d'abcès; on n'a obtenu que des résultats à peu près négatifs.

En résumé l'emploi de l'électricité comme anesthésique, dont on avait fait si grand bruit, n'a pas donné de résultats bien satisfaisants, et les chirurgiens y ont tous renoncé; je ne sais même pas si les dentistes continuent à l'employer.

Donc l'anesthésie locale se borne à très peu de chose; l'application des narcotiques est sans effet, peut-être réussira-t-on mieux en y joignant l'électricité ; enfin l'électricité seule ou combinée à la compression artérielle donne très peu de résultat. La chirurgie ne possède donc jusqu'ici qu'un seul moyen de produire l'anesthésie locale, c'est la congélation.

Passons maintenant à l'étude des anesthésiques généraux.

### ANESTHÉSIE GÉNÉRALE.

Les anesthésiques généraux sont des liquides hydrocarbonés, plus ou moins volatiles, que l'on fait respirer aux malades en les mêlant à une certaine quantité d'air ; c'est de l'air chargé de vapeurs anesthésiques que les malades respirent, et ces vapeurs sont absorbées par la muqueuse pulmonaire. On a essayé de faire absorber d'une autre manière ces liquides anesthésiques : on a donné des lavements d'éther, on a introduit dans le rectum des vapeurs d'éther et de chloroforme, mais on a bientôt renoncé à ce moyen, parce que, la surface absorbante étant peu étendue, l'on obtenait peu de résultat ; enfin aussi parce que le contact de ces liquides irritants produisait quelquefois des inflammations locales.

C'est donc par la muqueuse pulmonaire que l'on administre les agents anesthésiques à l'état de vapeurs. Ces agents, vous ai-je dit, sont des liquides hydrocarbonés ; or, la série en est assez nombreuse.

Tous ces liquides ont été expérimentés par des sociétés savantes, tant en Angleterre qu'en Amérique, mais il n'en est resté que trois dans la pratique ; ce sont, par ordre chronologique, l'éther, le chloroforme et l'amylène. Bien que le chloroforme soit à peu près exclusivement employé, je vous entretiendrai cependant aussi de l'éther et de l'amylène.

Mais, avant d'aller plus loin, je veux vous exposer les effets de l'anesthésie générale.

Toutes ces substances agissent de la même façon, et produisent une série de phénomènes que nous allons examiner : Le premier symptôme par lequel se traduit l'anesthésie générale est l'abolition de l'intelligence ; puis vient la suspension de la sensibilité ; si l'on prolonge les inhalations, les mouvements volontaires sont abolis, l'individu tombe comme une masse ; il a perdu momentanément l'intelligence, la sensibilité, la volonté et la contraction musculaire, et la vie se trouve réduite à la respiration et à la circulation ; bien entendu, la vie organique n'est pas suspendue, les sécrétions, l'absorption, etc., continuent à se faire. Enfin, si l'on pousse plus loin l'action des anesthésiques, les muscles respirateurs sont paralysés et la mort ne tarde pas à arriver. Telle est la série des phénomènes que présentent les animaux soumis à l'action prolongée des anesthésiques.

M. Flourens a fait de nombreuses expériences sur l'anesthésie, dont il a traduit les effets en un certain nombre de théorèmes. Il a dit que c'est sur le système nerveux qu'agissent les anesthésiques ; cette action se porte d'abord sur la partie grise du cerveau, sur la substance corticale, puis sur la substance blanche qui préside à la sensibilité, puis sur les cordons antérieurs de la moelle et enfin sur les parties de la moelle qui tiennent la vie organique sous leur dépendance.

Voilà ce que nous apprend la physiologie expérimentale sur la succession des phénomènes produits par l'anesthésie ; elle nous instruit des limites où l'anesthésie commence à être dangereuse, et démontre par conséquent que pour les besoins de la chirurgie il faut s'arrêter aux premiers symptômes, c'est-à-dire l'abolition de l'intelligence, la suspension de la sensibilité et la suppression de l'action musculaire.

A ce point de vue, tous les anesthésiques agissent de la même manière et forment une même famille ; ils ont en effet une composition chimique analogue, ce sont tous des liquides volatils, qui sont absorbés sous forme de vapeurs et produisent des symptômes semblables, à quelques différences près. Mais on comprend facilement que des agents capables de déterminer de tels effets sont des substances éminemment toxiques ; on a beaucoup discuté à ce propos pour savoir comment arrive la mort : est-ce par asphyxie, ou par quelque accident survenu pendant le cours de l'inhalation, soit dans la respiration, soit dans la circulation ? Nous examinerons plus tard tous ces accidents lorsque nous parlerons du chloroforme.

Quand on observe attentivement les phénomènes que détermine l'anesthésie, il est impossible de ne pas reconnaître qu'ils ont une grande analogie avec ceux que produit l'ivresse, les phénomènes de l'anesthésie étant toutefois beaucoup plus intenses à raison de la volatilité très grande des substances inhalées. Voyez en effet ce qui se passe chez un homme ivre-mort, vous en voyez fréquemment, soit dans les rues, soit dans les hôpitaux : il n'y a plus d'intelligence, plus de sensibilité, les mouvements volontaires sont même souvent abolis ; il y a quelquefois des plaies, des fractures ou des luxations. Eh bien ! le pansement ou les opérations que nécessitent ces lésions, ne développent aucune espèce de sensibilité ; ces individus ne vivent plus que par la respiration et la circulation ; les fonctions de relation sont abolies.

Mais il y a cette différence que ces substances qui produisent l'anesthésie sont tellement volatiles que l'on en absorbe une grande quantité en peu de temps : aussi les phénomènes qu'elles déterminent sont-ils plus rapides et plus profonds que dans l'ivresse; leur durée est également beaucoup plus courte, quelques minutes seulement, tandis que l'ivresse dure plusieurs heures. Enfin, et pour compléter l'analogie, vous savez que l'ivresse poussée à ses dernières limites, peut également amener la mort. Donc, à l'intensité et à la durée de l'action près, les anesthésiques et les liqueurs alcooliques agissent d'une manière analogue.

C'est donc le fait même de l'anesthésie qui domine l'ensemble des phénomènes produits par ces substances, et l'on peut dire que l'anesthésie est toujours une chose sérieuse ; en effet, si l'on jette les yeux sur un sujet que l'on soumet à ces agents, il est impossible que l'on ne voie pas que l'état dans lequel on plonge le malade est réellement grave. On le comprend facilement, si l'on réfléchit que la sensibilité est une propriété dévolue à tous les animaux pour les avertir par des impressions pénibles du voisinages d'agents nuisibles, dangereux; la sensibilité est donc une propriété essentiellement préservatrice, car c'est elle qui apprend à l'enfant qu'il ne doit pas toucher au feu, l'impression qu'il en ressent étant douloureuse; de même la coupure que produit un instrument tranchant détermine une douleur qui fait aussitôt lâcher prise, etc...

Si donc l'on considère d'une manière philosophique les phénomènes produits par les anesthésiques, il est impossible de ne pas reconnaître qu'une substance capable d'abolir la sensibilité, cette avant-garde qui veille à la conservation de la vie, doit être éminemment toxique et peut amener la mort; en un mot, que l'anesthésie est une chose dangereuse.

Examinons à présent le mode d'action et les propriétés particulières des principaux liquides qui servent à obtenir l'anesthésie générale.

*Ether*. — L'éther a été le premier anesthésique connu ; c'est Jackson, un chimiste américain, qui en découvrit les propriétés ; il en fit part à un de ses amis, un dentiste, qui commença aussitôt ses expériences; et bientôt l'usage de l'éther se répandit en Europe. L'éther est très volatil, aussi faut-il l'administrer à l'aide d'un appareil, sans quoi la diffusion de ses vapeurs se fait trop vite, et l'on ne pourrait obtenir l'anesthésie. Il agit promptement, mais il n'est pas assez puissant pour amener l'insensibilité complète et l'abolition des mouvements volontaires; souvent même il se borne à produire des phénomènes d'excitation nerveuse. Dernièrement encore le hasard m'a fourni l'occasion de constater ce que je viens de dire, à savoir que l'action de l'éther est insuffisante, et que l'anesthésie n'est qu'apparente; le premier coup de bistouri rappelle les malades à eux-mêmes, et aussitôt ils se livrent à des mouvements tumultueux. J'avais à enlever une tumeur du sein, et la malade voulait absolument être endormie; une ou deux heures avant l'opération, elle avait eu quelques phénomènes nerveux qu'elle avait calmés en prenant un peu d'éther; en entrant dans sa chambre, j'avais placé mon flacon de chloroforme à côté de celui qui contenait l'éther; le hasard fit que je me trompai : je versai de l'éther dans l'appareil, et je commençai les inhalations; au bout d'un quart d'heure, la malade n'éprouvait aucun phénomène d'anesthésie; le visage était un peu rouge, il y avait un peu d'excitation. Je me demandais déjà si la malade n'était pas réfractaire, cela est rare, mais cela se voit. Je m'approchai de l'appareil pour voir s'il fonctionnait bien, et, reconnaissant l'odeur de l'éther, je vis que je m'étais trompé de flacon. Je pris aussitôt du chloroforme, et au bout d'une minute l'anesthésie était complète.

L'éther produit une sensation assez agréable d'abolition de l'intelligence, mais avant de déterminer l'insensibilité, il apporte dans le système nerveux un trouble et une excitation qui se traduisent par des mouvements désordonnés qui rendent souvent impossible l'exécution d'une opération grave. Certains chirurgiens ont dit que l'on peut commencer l'opération dès que la sensibilité n'est encore qu'émoussée; je m'élève avec force contre cette pratique que je regarde comme dangereuse; en effet l'intelligence est abolie, les malades n'ont plus conscience de ce qui se passe, et se livrent à des mouvements désordonnés qui rendent très grave et très difficile une opération assez simple en apparence. Supposez en effet que dans une amputation de cuisse le malade soit pris de ces mouvements convulsifs, et vous comprendrez que l'hémorrhagie peut causer la mort avant que vous n'ayez pu saisir et lier l'artère fémorale. Baudens prétendait qu'il n'est pas nécessaire d'obtenir l'abolition des mouvements volontaires pour pratiquer l'opération ; j'affirme au contraire que cela est indispensable; il n'y a pas d'opération délicate qui n'exige l'immobilité parfaite du malade. Or, avec l'éther on n'obtient que très difficilement l'abolition des mouvements volontaires; il est même rare que l'on arrive jusqu'à l'insensibilité complète.

D'un autre côté, il est certain que l'éther est moins dangereux que le chloroforme ; chez bon nombre d'individus le chloroforme est hyposthénisant et produit de la cardialgie avec tendance à la syncope, tandis que l'éther ne produit rien de semblable : cela tient probablement à ce que l'éther étant plus volatil, ses fumées sont promptement dissipées. Cependant il y a aussi des cas de mort par l'éther ; mais cela n'empêche pas que des chirurgiens timorés préfèrent l'emploi de cette substance : ainsi les chirurgiens de Lyon, ayant vu quelques malades succomber après les inhalations de chloroforme, ont pensé que pour éviter de semblables malheurs, ils feraient bien de revenir à l'éther; mais, dans beaucoup de cas, ne pouvant obtenir l'insensibilité, ils sont obligés d'ajouter à la fin une certaine proportion de chloroforme pour plonger le malade dans l'anesthésie. Mais que l'on ne croie pas non plus à la parfaite innocuité de ce moyen, car c'est en agissant ainsi que M. Barrier a perdu un de ses malades.

L'insuffisance de l'éther étant démontrée, on s'est occupé de la recherche d'autres substances anesthésiques.

Je vous ai dit que M. Nunneley a essayé de se servir de la liqueur des Hollandais, qui, vous le savez, a une certaine analogie de composition avec le gaz d'éclairage. J'ai moi-même expérimenté ce liquide, mais j'ai dû bientôt y renoncer, parce qu'elle ne dégage pas assez de vapeurs dans un temps donné pour que l'on puisse obtenir l'anesthésie.

*Amylène.* — L'amylène, dont la découverte est toute récente, est un liquide d'une fétidité extrême ; il est très volatil et très difficile à manier. Il faut nécessairement l'administrer au moyen d'un appareil : son action est très prompte, mais en même temps de très courte durée, une minute ou une minute et demie au plus, ses vapeurs s'en allant par l'exhalation à mesure qu'elles entrent par l'absorption à travers la muqueuse pulmonaire ; cet agent ne convient donc que pour les petites opérations très courtes, arrachement d'un ongle, amputation d'un doigt, examen des yeux, etc.

A l'époque où M. Caillot, de Strasbourg, et M. Giraldès firent leurs premières expériences sur l'amylène, je fus chargé par l'Académie de lui présenter un rapport sur ce sujet ; je fis donc moi-même un certain nombre d'essais : l'action de l'amylène est extrêmement rapide : au bout de quelques secondes, le visage est turgescent, le sujet se raidit, les muscles se convulsent, et une demi-minute suffit pour produire l'insensibilité. Cet état dure une minute ou une minute et demie, et pendant ce temps le visage reste vultueux, turgescent, le système nerveux est évidemment le siége d'une congestion violente. Tous ces phénomènes ne laissèrent pas de m'inquiéter lorsque je les vis pour la première fois; dans une autre circonstance, un malade eut un accès convulsif épouvantable.

Considérant donc la fétidité de l'amylène, le peu de durée de son action et la violence des symptômes qui se produisent en un si court espace de temps, j'étais peu tenté de l'employer; une chose cependant me retenait encore, c'est que l'on vantait la rapidité du retour des malades à l'état physiologique après les inhalations d'amylène, et que l'on arguait de cette innocuité apparente à la supériorité de l'amylène; or, quelques jours avant que je ne fisse mon rapport à l'Académie, les journaux anglais (*Medical Times*), nous apprenaient qu'un cas de mort par cet agent était survenu entre les mains de M. Suow, et depuis cette époque il s'en est présenté un second fait. L'amylène peut donc causer la mort, et l'on était en droit de le penser *a priori*, comme de tous les autres anesthésiques. Cette dernière question étant une fois résolue, le procès de l'amylène fut bientôt terminé, et aujourd'hui on ne fait plus guère usage de cette substance. J'ai ouï dire cependant que M. de Grœfe, à Berlin, s'en sert pour l'examen des yeux.

*Chloroforme.* — Le chloroforme est le meilleur anesthésique que nous possédions; mais il faut dire aussi que, par cela même que son action est plus énergique que celle des autres anesthésiques, cette substance est en même temps la plus dangereuse. C'est au chirurgien de s'entourer de toutes les précautions nécessaires pour éviter les accidents; et, du reste, malgré les inconvénients et les dangers qu'on lui reproche, le chloroforme est l'anesthésique le plus universellement employé.

Nous allons donc nous en entretenir avec plus de détails.

Le chloroforme s'obtient par la distillation de l'alcool en présence d'un chlorure alcalin, le chlorure de chaux, par exemple : mais ce premier liquide est imparfait : il a besoin d'être distillé de nouveau pour arriver à un degré de concentration plus grand. Je vous dis cela parce que l'on trouve quelquefois, dans le commerce, des chloroformes faibles et qui ne produisent que lentement l'anesthésie. Il faut que le chloroforme soit distillé un certain nombre de fois; s'il n'est pas assez concentré, il n'agit que lentement et faiblement, car c'est une substance très volatile et qui ne reste que peu de temps dans l'économie, d'où elle est promptement éliminée par la perspiration cutanée et les excrétions.

*Choix du chloroforme.* — La première condition est donc que le chloroforme ait été distillé un certain nombre de fois, afin qu'il soit suffisamment concentré.

Mais, par le fait même de la distillation, le chloroforme entraîne avec lui une certaine quantité de produits empyreumatiques qui varient suivant la nature de l'alcool dont on s'est servi; or, on peut se servir d'alcool de raisin, d'alcool de grain, ou enfin de pomme de terre. L'alcool de raisin est le meilleur et le plus pur, mais la distillation n'en sépare pas moins un produit jaunâtre, que MM. Miahle et Soubeiran ont appelé *huile chlorée*; il faut que le chloroforme soit débarrassé de cette huile, sans quoi l'éponge ou les instruments qui servent aux inhalations sont imprégnés de l'odeur très désagréable qu'elle y laisse ; mais, à mon avis, cela n'est qu'un inconvénient et ne constitue nullement un danger. M. Sédillot a dit dans ces derniers temps, et M. Legouest a répété après lui, qu'il ne faut employer que le chloroforme rectifié, le chloroforme impur étant beaucoup plus toxique. En principe, ces messieurs ont raison de dire qu'il faut choisir le chloroforme pur ; mais je me suis assuré que le danger du chloroforme réside dans le chloroforme lui-même et non dans les huiles empyreumatiques résultant de la distillation : j'ai d'abord expérimenté l'huile chlorée; je me suis rendu chez M. Soubeiran et je lui ai demandé un petit flacon de cette huile que j'ai mêlée avec du chloroforme rectifié; les animaux à qui j'ai fait respirer ce mélange n'en ont éprouvé aucun accident. Donc l'huile chlorée, bien qu'elle ait l'inconvénient d'une odeur très mauvaise, ne peut pas en elle-même produire l'intoxication.

L'alcool de pomme de terre a, comme vous savez, une odeur très désagréable : la distillation en sépare une huile empyreumatique très nauséabonde, dont l'existence a été signalée depuis très longtemps, et que les Américains ont appelée *fuzzleoil*. Il y a quelques années, M. Brown-Séquart revint d'Amérique, apportant un flacon de cette huile empyreumatique que l'on regardait comme très vénéneuse; il eut la bonté de m'en donner une certaine quantité, qui nous servit à faire des expériences sur des chiens; nous leur mettions la tête dans une grande vessie où était une éponge imbibée de ce produit : nous n'avons observé que les phénomènes de l'ivresse, mais non d'insensibilité, et jamais nous n'avons vu d'accidents toxiques.

Si donc l'huile chlorée et l'huile de pomme de terre (fuzzleoil) ne sont pas par elles-mêmes capables de produire l'intoxication, je ne vois pas comment l'impureté du chloroforme due à la présence de ces huiles constituerait un danger réel.

Mais voici la véritable raison qui fait que l'on ne doit jamais employer que du chloroforme rectifié. Pendant un certain temps le raisin a manqué, et l'on s'est servi à peu près exclusivement d'alcool de pomme de terre pour la fabrication du chloroforme. Or, si l'huile de pomme de terre n'a pas de propriétés toxiques, elle a le grave inconvénient de produire des nausées ; je crois donc que le chloroforme fait avec cet alcool, et non rectifié, doit amener beaucoup plus vite cet état nauséeux que le chloroforme pur a déjà lui-même une certaine tendance à produire, et, comme la cardialgie s'accompagne toujours d'une certaine dépression du pouls, on peut craindre qu'il ne survienne une syncope, chose très sérieuse dans l'éthérisation. Je pose donc en principe, comme MM. Sedillot et Legouest, qu'il faut s'abstenir de l'usage des chloroformes qui n'ont pas été débarrassés de leurs huiles empyreumatiques, non pas qu'ils aient des propriétés plus toxiques que le chloroforme pur, mais pour les raisons que je viens de vous dire.

Vous pouvez facilement vous assurer de la pureté du chloroforme ; d'abord, lorsqu'il est pur et concentré, il a une odeur pénétrante et agréable qui se reconnaît très bien ; ensuite le chloroforme étant plus lourd que l'eau, si vous en jetez une goutte dans un verre d'eau, cette goutte tombe au fond ; en l'agitant, elle se divise comme le mercure en petits globules qui restent parfaitement transparents si le chloroforme est pur, et qui se troublent au contraire, quand le chloroforme n'est pas assez rectifié.

C'est là le liquide que vous devez choisir, du chloroforme aussi pur que possible.

Nous avons passé en revue les qualités que le chirurgien doit rechercher dans le chloroforme lui-même; nous allons examiner maintenant les règles à suivre dans l'administration de cet anesthésique et les conditions que doivent remplir les individus que l'on veut soumettre aux inhalations de chloroforme. D'abord vient la question d'âge : peut-on chloroformer les enfants, les vieillards? Puis il faut s'assurer si le sujet n'a pas quelque affection organique, ou une prédisposition morbide contre-indiquant l'emploi de l'anesthésie. Toutes ces questions ont une grande importance, car il faut toujours, pour éviter les accidents, se placer dans les meilleures conditions possibles.

*Règles à suivre pour l'administration du chloroforme.* — Nous savons que le chloroforme est une substance toxique que l'on fait respirer, sous forme de vapeurs mêlées à l'air atmosphérique. Rappelons-nous donc les règles que suit le thérapeutiste lorsque le médicament qu'il veut administrer est une substance vénéneuse.

Quand on donne, par exemple, la digitaline ou la strychnine à un malade, on sait que c'est un poison qu'on lui administre ; on sait également que la susceptibilité de chaque individu pour un même médicament varie beaucoup, que l'un sera très fortement impressionné par de très petites doses, tandis que chez un autre des quantités beaucoup plus considérables seront à peu près sans effet.

Il en est de même pour le chloroforme : il y a des sujets que l'on plonge dans l'anesthésie avec quelques gouttes seulement de ce liquide ; ainsi, je me rappelle une femme qui s'est endormie en deux ou trois secondes ; elle n'avait probablement absorbé qu'une très minime quantité de chloroforme, car je n'en avais guère versé que deux gouttes sur une compresse que l'on tenait à distance de la malade. Mais je vous dirai en passant que, dans les cas où l'anesthésie arrive si vite, elle n'est que momentanée et se dissipe très rapidement. Une telle rapidité d'action a quelque chose d'effrayant !

Un autre fait, que j'ai lu dans la *Gazette de Montpellier* m'a également frappé : c'est celui d'un jeune enfant à qui, après une opération de bec-de-lièvre, on appliqua une bandelette de collodion pour réunir les surfaces avivées ; vous savez que le collodion n'est autre chose que du fulmicoton dissous dans l'éther ; à peine la bandelette fut-elle en place, c'est-à-dire sous le nez du petit malade, qu'aussitôt il fut plongé dans l'anesthésie ; un peu d'éther contenu dans le collodion avait suffi pour amener ce résultat.

Ces faits sont exceptionnels, il est vrai, mais il est bon de les connaître : ils vous donnent une idée de la prudence avec laquelle il faut manier ces anesthésiques. Du moment que l'on sait qu'il y a des organisations aussi susceptibles à l'action du chloroforme, on comprend aisément qu'il faut commencer par des doses très faibles. Quand on donne pour la première fois à un malade soit la strychnine, soit la morphine, on tâte d'abord la susceptibilité du malade, et on lui donne seulement un milligramme de l'alcaloïde, puis on augmente progressivement jusqu'à ce que l'on obtienne l'effet désiré. Commencez donc de même l'administration du chloroforme par des doses très faibles et incapables de nuire.

Il est très difficile de déterminer dans quelles proportions le chloroforme peut être mêlé à l'air sans être nuisible ; cependant on a fait des recherches dans ce sens, et Snow entre autres a étudié cette question. Dans les expériences qu'il a instituées, il a vu que les animaux enfermés dans une boîte contenant de l'air atmosphérique mêlé de 5 p. 100 de vapeurs de chloroforme étaient anesthésiés pendant un certain temps, mais ne succombaient pas, tandis que lorsqu'il mettait 9 ou 10 p. 100 de vapeurs chloroformiques, l'animal était rapidement anesthésié et succombait en quelques minutes. J'ai voulu répéter moi-même ces expériences dont je considère le résultat comme très important. M. Chatin, qui était alors pharmacien en chef de l'hôpital Beaujon, m'avait donné de grands bocaux de la capacité de deux litres ; dans un bocal, pour deux litres d'air je mettais deux ou trois gouttes de chloroforme, et j'y introduisais l'animal servant à l'expérimentation ; c'étaient des passereaux qui, ainsi que vous le savez, ont encore la vie assez dure ; au bout de quelques minutes l'oiseau devenait immobile et bientôt il s'endormait profondément pour quinze, vingt et même vingt-cinq minutes ; puis il se ranimait.

J'ai voulu savoir si ces animaux pourraient mourir par l'action du chloroforme, j'ai augmenté successivement jusqu'à sept et huit gouttes, l'anesthésie alors était très prompte et quelques minutes après l'oiseau succombait ; il mourait d'autant plus vite que la quantité de chloroforme était plus considérable, étant comme foudroyé dans certains cas.

Je guettais le moment où je voyais cesser tout signe de vie chez ces animaux, et je les sortais aussitôt du ballon contenant le mélange d'air et de chloroforme pour les mettre à l'air libre et tâcher de les rappeler à l'existence ; je réussis sur un grand nombre de ceux qui n'avaient été exposés qu'à un mélange assez faible de chloroforme et d'air et chez qui les fonctions s'étaient lentement éteintes ; ceux-là se remettaient peu à peu ; mais quand la mort était arrivée promptement par l'inspiration d'une proportion plus considérable de chloroforme, j'avais beau les sortir du vase et les mettre à l'air libre, la vie était entièrement éteinte, et je ne pus en sauver aucun. La proportion de vapeurs de chloroforme que l'on mêle à l'air atmosphérique pour le faire respirer aux malades est donc un élément dont on doit tenir compte dans l'appréciation des propriétés toxiques du chloroforme.

Le résultat de ces expériences vient à l'appui de ce que je vous disais, qu'il faut d'abord administrer des doses très faibles de chloroforme et augmenter graduellement si le sujet les supporte bien. Mais comment utiliser pour la pratique l'instruction qui ressort de ces expériences mêmes? Cela est assez difficile, car on ne donne pas le chloroforme dans des vases clos ; à l'air libre, les vapeurs de ce liquide volatil se dégagent très vite, et on ne peut pas les doser ; cependant nous verrons plus tard, en nous occupant des instruments qui servent à administrer le chloroforme, que, si l'on ne peut pas doser d'une manière rigoureuse la proportion de chloroforme contenue dans l'air inspiré par les malades, on peut rester du moins au-dessous des doses toxiques.

Ceci étant posé, comment procède-t-on aux inhalations de chloroforme ?

Mais d'abord je reviens sur ce principe qui domine l'histoire des anesthésiques, et sur lequel je ne saurais trop insister, à savoir que ce ne sont pas seulement des vapeurs anesthésiques que l'on fait respirer aux malades, l'asphyxie serait instantanée, mais c'est de l'air atmosphérique chargé d'une quantité variable de vapeurs d'éther, de chloroforme, etc., qu'ils respirent.

*Différents modes d'administration du chloroforme.* — Bien que, pour ma part, je sois partisan exclusif de l'emploi des instruments inhalateurs pour l'administration du chloroforme, je dois cependant vous dire qu'on le donne de différentes manières.

*Mouchoir ou éponge.* — Un grand nombre de chirurgiens se servent simplement d'un mouchoir que l'on roule en cornet, on y verse quelques gouttes de chloroforme et on le place au devant du nez et de la bouche, mais en le tenant à une certaine distance du visage du malade, afin que la respiration ne soit pas interrompue. Ou bien encore on met une éponge ou un bourdonnet de charpie au fond d'un cornet de toile, qui constitue ainsi un récipient improvisé, d'où se dégagent les vapeurs du chloroforme dont l'éponge ou la charpie est imbibée.

Dans ce procédé, comme avec celui du mouchoir seul, il faut avoir bien soin de tenir l'appareil un peu éloigné du malade pour que l'air puisse librement circuler et arriver en quantité toujours suffisante dans ses voies aériennes.

Ces divers modes d'administration du chloroforme sont très simples et très faciles; ils ont de plus l'avantage de ne pas effrayer : on met le mouchoir à une certaine distance de la figure, et, au fur et à mesure que les effets de l'anesthésie se manifestent, effets qui sont encore incomplets, et si d'ailleurs il ne survient rien d'extraordinaire, on peut concentrer davantage les vapeurs du chloroforme en rapprochant un peu plus le mouchoir, sans toutefois aller jamais jusqu'à le poser sur le nez et sur la bouche, cas auquel l'air atmosphérique, n'étant plus inspiré en quantité suffisante, l'asphyxie serait imminente. Ce mode d'administration du chloroforme est certainement séduisant à cause de sa simplicité, mais il faut dire aussi qu'il a de graves inconvénients; en voici la preuve :

Chez beaucoup de malades, alors que l'intelligence est abolie, il survient souvent des mouvements automatiques violents, si, dans ce cas, on veut suivre les mouvements du malade pour continuer l'inhalation et la pousser jusqu'à ce que l'on ait obtenu l'anesthésie complète, il est très difficile de tenir toujours le mouchoir ou l'éponge à une certaine distance de la figure, et alors il peut se faire que l'appareil s'applique sur la bouche et sur le nez, et suspende ainsi la respiration. Or, si à l'action hyposthénisante du chloroforme vient s'ajouter un seul instant celle de l'asphyxie, il y a danger de mort. Des gens très attentifs et très habiles peuvent se servir de cet appareil défectueux, mais les médecins de campagne ne pourraient y avoir recours. En effet, ils n'ont pour aides que des paysans ineptes et absurdes qui, ne comprenant pas ce qu'on leur dit, peuvent à chaque instant placer le mouchoir ou l'éponge en plein sur la bouche du malade et l'étouffer. Pour ma part, je préférerais m'abstenir des bienfaits de l'anesthésie si je ne pouvais avoir d'autres aides. C'est assez vous dire que ces moyens si simples d'administrer le chloroforme sont très dangereux, et qu'il faut recourir aux instruments.

*Appareils ou instruments.* — On a imaginé une foule d'appareils à inhalation ; je n'ai pas à vous en parler, et je vous décrirai seulement celui de M. Charrière, qui est peu volumineux, peu coûteux et facile à manœuvrer ; il remplit, en effet, toutes les conditions qu'exige l'administration du chloroforme ; ces conditions sont :

1° Il faut que la respiration soit toujours libre et se fasse le plus largement possible, c'est-à-dire qu'il faut utiliser le nez et la bouche au passage de l'air ;

2° Il faut que l'on puisse graduer à volonté la concentration des vapeurs anesthésiques ;

3° Enfin il faut renouveler constamment l'air dans l'appareil, afin d'éviter autant que possible toutes les chances d'accidents.

L'appareil de M. Charrière répond parfaitement à toutes ces

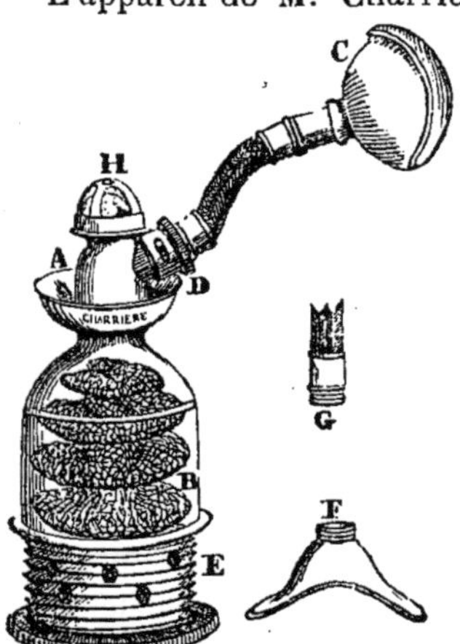


indications. Il se compose d'un récipient d'étain ( qui s'étend de A jusqu'en E) dans lequel est placée une spirale métallique recouverte d'un tricot de coton B, qui sert de surface d'évaporation au chloroforme. A sa partie inférieure E, ce récipient est percé latéralement d'un grand nombre de trous par lesquels l'air s'introduit dans l'appareil ; là il se charge de vapeurs de chloroforme et se rend à une embouchure C qui embrasse le nez et la bouche, et qui est reliée au reste de l'appareil par un tube de caoutchouc dont le diamètre est plus large que celui de la trachée-artère, afin que l'air y puisse circuler librement.

Sur le trajet que l'air parcourt ainsi, se trouvent deux soupapes formées par des sphères de liége que le moindre effort suffit à élever ou à abaisser ; elles sont placées dans cette espèce de coupole qui surmonte le récipient dans lequel on verse le chloroforme : la soupape inférieure se soulève lorsque le malade fait une inspiration et permet à l'air de monter jusqu'à la bouche après s'être chargé de vapeurs anesthésiques ; pendant ce temps de l'inspiration, la soupape supérieure que l'on aperçoit en H est maintenue par la pression atmosphérique sur l'orifice supérieur de la coupole dont je vous ai parlé, de telle sorte que pendant l'inspiration, l'air ne peut entrer dans l'appareil que par les trous situés à la partie inférieure du récipient et n'arrive au malade qu'après s'être imprégné de vapeurs de chloroforme. Dans l'expiration, au contraire, la colonne d'air sortant par la bouche et le nez du malade descend dans l'appareil, c'est-à-dire dans la coupole qui surmonte le récipient : là elle presse de haut en bas sur la soupape inférieure et la ferme hermétiquement, tandis qu'elle soulève la soupape supérieure par où elle s'échappe librement. Il y a donc, comme vous le voyez, deux soupapes, dont l'une laisse passer l'air venant de l'extérieur, et l'autre celui qui sort des poumons; de telle sorte que l'air expiré ne sert pas une seconde fois; c'est là un appareil très simple et qui remplit parfaitement la condition du renouvellement constant de l'air.

Dans le récipient, vous ai-je dit, se trouve un disque spiroïde en métal recouvert d'un tricot de coton, B; ce disque s'humecte de la manière suivante : on verse le chloroforme dans la cuvette A, d'où il s'écoule goutte à goutte sur le tricot de coton, et lorsque celui-ci est suffisamment imbibé, le chloroforme en excès tombe dans le fond du récipient E ; on a donc toujours une même quantité de chloroforme sur le disque.

Pour graduer l'administration du chloroforme et pour en concentrer les vapeurs à volonté, M. Charrière a placé à la partie inférieure du tube de caoutchouc une virole en étain, D, présentant deux trous qui ont la même dimension que deux orifices placés sur la monture du tube de caoutchouc, de sorte qu'en faisant mouvoir cette virole sur le tube, on peut à volonté ouvrir et boucher plus ou moins complétement les orifices que porte ce tube. Par ce mécanisme très simple, on peut graduer la concentration des vapeurs de chloroforme; en effet, lorsqu'on ouvre les trous en tournant la virole, l'air mêlé de chloroforme n'arrive au malade que mitigé encore par l'air atmosphérique; le malade ne respire donc que de l'air peu chargé de vapeurs anesthésiques ; si l'on veut au contraire faire marcher l'anesthésie plus vite, on ferme les trous, et le malade respire finalement autant de vapeurs de chloroforme que l'appareil peut en donner.

L'embouchure métallique qui embrasse la bouche et le nez du malade est résistante et ne peut se déformer. Lors donc que le malade fait des mouvements, il est très facile de maintenir l'embouchure en place: on n'a pour cela qu'à l'appliquer un peu fortement sur le visage, et l'on a ainsi la certitude de ne jamais suspendre la respiration.

L'appareil de M. Charrière remplit donc parfaitement toutes les indications :

1° Il permet toujours à l'air un passage libre et facile ;

2° L'air y est constamment renouvelé ;

3° Il permet de graduer à volonté la concentration des vapeurs du chloroforme.

Mais il y a encore, dans l'emploi de cet appareil, un autre avantage que j'ai signalé il y a deux ans : l'Académie tout entière était contraire aux appareils, j'étais seul de mon côté ou à peu près pour les défendre; cet avantage, le voici : quand on donne le chloroforme sur une éponge ou sur de la charpie, la surface de vaporisation est énorme, incommensurable ; et il peut se faire que dans un moment donné le malade respire une trop grande quantité de vapeurs anesthésiques et qu'il soit asphyxié. Avec l'appareil, au contraire, la surface de vaporisation est toujours la même, puisqu'elle est formée par le tricot de coton qui recouvre le disque métallique, et lorsque ce tricot est suffisamment imbibé, le chloroforme qu'on ajoute tombe dans le fond de l'appareil : de plus, si l'on trouve que cette surface d'évaporation est trop grande et que l'on craigne des accidents, il est très facile de la diminuer en coupant une portion du disque. Cet appareil permet donc de limiter d'une manière certaine la quantité de vapeurs de chloroforme dans un temps donné.

Le degré de concentration de vapeurs de chloroforme est, vous le comprenez très bien, une question fort importante qui a beaucoup préoccupé les chirurgiens. Snow a essayé de régulariser la vaporisation en prenant pour surface d'évaporisation un morceau de papier brouillard qu'il enroule sur une tige métallique et sur lequel il verse le chloroforme; c'est encore un bon moyen: la surface d'évaporation étant toujours identique, on a toujours dans le même temps une même quantité de vapeurs de chloroforme. Un pharmacien, M. Duroy, qui a fait de très bonnes recherches sur le chloroforme, a imaginé un appareil dans lequel le chloroforme coule goutte à goutte sur une plaque métallique où il se vaporise ;

cet appareil ne dégage dans un temps donné que de très minimes
quantités de vapeurs, il faut vingt minutes à une demi-heure
pour obtenir l'anesthésie ; or, ce temps est trop long et l'appareil
ne peut être employé. En effet, l'anesthésie, pour être très lentement obtenue, n'en est pas moins dangereuse ; d'un autre côté, le
malade perd du chloroforme par les sécrétions et par l'expiration,
il est donc comme un vase qui laisse couler au fur et à mesure le
liquide qu'on y verse, et il pourrait bien arriver que l'anesthésie
ne s'obtînt pas en employant même pendant une trentaine de minutes une quantité trop faible de chloroforme.

En résumé, donc, l'appareil de M. Charrière me paraît préfé-
rable à tous les autres : il remplit très bien toutes les indications,
et si obtus que soit l'aide auquel on le confie, celui-ci est dans
l'impossibilité de jamais fermer la bouche ou le nez du malade,
comme cela arrive pour l'éponge ou le mouchoir.

Enfin, comme conclusion ou corollaire des règles que je viens
de vous exposer sur le mode d'administration du chloroforme,
je vous ajouterai qu'il faut commencer l'éthérisation par des doses
très faibles, afin de tâter la susceptibilité de chacun, c'est-à-dire
qu'il faut ouvrir la virole située à la partie inférieure du tube,
de manière à mélanger d'une très grande quantité d'air les vapeurs de chloroforme qui se dégagent ; puis, au fur et à mesure
que l'éthérisation marche, si le malade le supporte bien, on ferme
peu à peu la virole ; en un mot, vous avez toute facilité, avec
l'appareil, de graduer la quantité de chloroforme que vous voulez
donner au malade.

Examinons maintenant quelles sont les conditions organiques
ou autres qui contre-indiquent l'emploi de l'anesthésie.

Et d'abord, peut-on donner le chloroforme à tous les âges de
la vie ?

*Peut-on donner le chloroforme à tous les âges de la vie ? —
Première enfance.* — Peut-on le donner dans la première enfance,
chez les nouveau-nés ? Cette question peut se présenter ; ainsi,
dans l'ophthalmie puriforme des nouveau-nés, il importe d'écarter les paupières pour examiner l'état des yeux ; or, il est très
difficile d'y arriver si l'enfant est dans l'état de veille, car les
douleurs que causent les manœuvres amènent aussitôt du blépha-
rospasme qui rend l'examen des yeux presque impossible. Cette
question de l'emploi de l'anesthésie chez les nouveau-nés a été

souvent posée à l'hôpital des Enfants-Trouvés, où règne presque constamment l'ophthalmie puriforme.

Les faits cliniques de M. Morel-Lavallée ont répondu depuis longtemps : Oui, on peut donner le chloroforme dès les premiers jours qui suivent la naissance. Mais on éprouve quelques difficultés : les vapeurs de chloroforme sont irritantes pour la muqueuse pulmonaire, aussi les petits malades ne respirent-ils pas, il serait alors très long et très difficile d'obtenir l'anesthésie ; on y arrive cependant en saisissant le moment où l'enfant fait une inspiration, pour approcher de son nez le cornet de papier ou l'éponge qui contient le chloroforme ; or, il ne faut pas beaucoup d'inspirations pour obtenir l'anesthésie, car les enfants sont très sensibles à l'action du chloroforme. Mais si chez ces petits êtres on veut pousser plus loin l'administration du chloroforme, la respiration s'embarrasse promptement et devient stertoreuse : il faut donc agir avec beaucoup de précaution; car, dans cet état de la respiration, il est à craindre que la suffocation n'arrive. Je me rappelle un enfant de neuf mois que M. Legroux me présenta il y a quelques années ; il avait une hernie inguinale étranglée très douloureuse ; dès qu'on la touchait avec le doigt, l'enfant poussait des cris affreux et contractait ses muscles abdominaux; or, je suis convaincu que, dans ce cas, sans le chloroforme, la réduction aurait été impossible ; la hernie était située à l'aine droite, elle était très grosse, et les accidents de l'étranglement duraient depuis vingt-quatre heures ; nous donnâmes le chloroforme avec l'appareil, et dès que nous eûmes obtenu la résolution musculaire, je réduisis immédiatement la hernie ; mais il était temps, car le visage était pâle, le pouls très petit, la respiration stertoreuse. J'ai appris depuis, par MM. Guersant et Morel-Lavallée, que les phénomènes dont j'avais été témoin s'observent très fréquemment chez les jeunes enfants ; il faut donc suspendre l'inhalation dès que l'on voit que la respiration devient un peu difficile, et se hâter d'opérer.

On peut donc, mais avec certaines précautions, donner le chloroforme à des enfants très jeunes et qui n'ont même que quelques jours.

*Seconde enfance.* — Peut-on l'administrer également à des enfants un peu plus âgés, dans la seconde enfance, depuis un an jusqu'à cinq ou six ans ? Cette question a été examinée sur une très large échelle, par M. Guersant, qui emploie journellement l'anesthésie à l'hôpital des enfants malades. Les enfants, vous le savez, sont généralement très indociles ; or, il y a un grand nombre de lésions chirurgicales dont le diagnostic exige des manœuvres souvent assez douloureuses ; il faut par conséquent recourir au chloroforme pour faciliter l'exploration de ces maladies ; enfin l'anesthésie est encore nécessaire pour pratiquer les opérations. A cet âge, l'administration du chloroforme offre quelques difficultés : l'enfant se raidit et se défend contre les premières inspirations, mais bientôt l'anesthésie se produit, les enfants, ainsi que je vous l'ai dit, étant très sensibles à l'action du chloroforme.

En raison même de l'indocilité des enfants et des mouvements auxquels ils se livrent pour fuir les vapeurs qui, dans les premières inspirations, leur causent une certaine irritation dans la gorge, il est indispensable de se servir d'un appareil ; M. Guersant emploie toujours celui de M. Charrière, et, depuis dix ou douze ans qu'il manie l'anesthésie, il n'a jamais eu un seul accident. Cependant les enfants résistent quelquefois comme les adultes : ainsi j'ai vu un enfant de dix ans qui a été complétement réfractaire : il avait une fistule à l'anus et pour pratiquer l'opération je voulus l'endormir : cet enfant se débattait et luttait avec une telle violence, qu'il fallait quatre hommes pour lui tenir les membres, un cinquième lui tenait la tête, tandis qu'un sixième aide donnait le chloroforme ; l'enfant semblait immobile et anesthésié, mais dès que j'introduisais la sonde cannelée dans la fistule, il se raidissait aussitôt et j'étais obligé de m'arrêter ; si je voulais pousser plus loin l'administration du chloroforme, la respiration devenait stertoreuse et le visage anxieux, etc., j'étais contraint de suspendre l'inhalation ; à plusieurs reprises je tentai d'obtenir l'anesthésie, chaque fois les mêmes phénomènes se reproduisaient ; j'ai dû, par conséquent, renoncer au chloroforme. C'est le seul enfant que j'aie vu être réfractaire à l'anesthésie.

*Vieillesse.* — *Conditions organiques des malades.* — Passons maintenant à l'autre âge extrême de la vie. Les vieillards supportent en général le chloroforme aussi bien que les adultes ; mais j'entends parler seulement des vieillards qui n'ont pas de lésion grave du cerveau, des poumons ou du cœur. L'asthme est très fréquent à cet âge ; mais il ne contre-indique pas formellement l'usage du chloroforme; il commande seulement une grande réserve. En effet, en outre de la dyspnée qu'occasionnent généralement les premières inspirations des vapeurs anesthésiques, il pourrait se faire que les véhicules bronchiques étant remplies d'une trop grande quantité de vapeurs de chloroforme, ne pussent pas s'en débarrasser dans un temps donné; dans l'asthme, les véhicules pulmonaires dilatées ont perdu leur ressort. Il pourrait donc arriver que les poumons contenant dans un temps donné une trop grande quantité de chloroforme, l'asphyxie en soit la conséquence. Il n'y a donc pas, comme on le voit, contre-indication formelle à l'emploi de l'anesthésie ; mais il ne faut y recourir qu'avec les plus grandes précautions.

Il en est de même pour certaines lésions du cœur qui, ne portant pas atteinte à la force du pouls, ne prédisposent pas à la syncope; ces lésions n'excluent pas d'une manière absolue l'usage de l'anesthésie ; mais elles exigent une surveillance énorme.

Il faut donc chez les vieillards s'assurer de l'état des poumons et du cœur avant d'administrer le chloroforme, puisque, d'une part, certaines lésions organiques de ces appareils commandent une très grande réserve, et que, de l'autre, il y a des affections qui, comme nous le verrons plus tard, contre-indiquent l'anesthésie d'une manière absolue.

Certaines personnes ont blâmé l'usage du chloroforme chez les malades porteurs d'une affection quelconque du cœur ; à ce sujet, les opinions sont partagées. Un chirurgien anglais, M. Bickerstett a fait observer avec raison que, chez les sujets qui ont un peu de trouble dans la circulation, qui ont des palpitations de cœur, l'émotion causée par la crainte de la douleur est peut-être plus grave que l'anesthésie ; en effet, si le malade sait par avance qu'il ne souffrira pas, il attend l'opération avec calme et se trouve dans de meilleures conditions que celui qui redoute la souffrance et voit en tremblant arriver le moment de l'opération. L'état moral dans lequel cette appréhension de la douleur jette les malades, est quelquefois tellement grave qu'il peut amener la mort : ainsi, Garengeot parle d'un individu qui avait une large plaie à la face dorsale du poignet, et au fond de laquelle apparaissaient les tendons ; lorsque le malade vit l'étendue de cette plaie, il en éprouva une telle émotion, qu'il mourut instantanément; il y a encore ce fait d'un homme que Chopart opérait du phymosis : dès la première incision des téguments, le malade mourut. Enfin l'observation de Desault et celle de M. Cazenave de Bordeaux. C'est sur ces faits que se basent les chirurgiens anglais pour dire que dans les cas de lésion organique, l'anesthésie a encore moins de dangers que l'état moral déterminé par la crainte de la douleur. Mais il va sans dire que dans ces cas il faut agir avec la plus grande réserve.

J'insiste à dessein sur tous ces détails, parce que, s'il survenait un accident, la conduite du chirurgien pourrait être blâmée ; or la réponse est toute faite : il faut d'abord examiner l'état du cœur et des poumons, et même, dans le cas où l'on trouverait une lésion organique, si le malade est très pusillanime et vous dit qu'il redoute beaucoup de souffrir, alors vous pouvez vous décider à donner le chloroforme, mais en agissant avec la plus grande prudence.

Certaines névroses sont mises en jeu, sont réveillées par l'emploi de l'anesthésie ; ainsi, chez les femmes hystériques, l'administration du chloroforme détermine souvent des crises d'hystérie, des maux de tête et une grande susceptibilité nerveuse ; mais est-ce à dire pour cela qu'il ne faille pas recourir à l'anesthésie ? Point du tout, il faut, au contraire, si la malade craint la douleur, il faut, dis-je, lui donner du chloroforme. L'épilepsie elle-même n'est pas une contre-indication à l'anesthésie. Les journaux anglais ont rapporté de nombreuses expériences faites sur des sujets épileptiques, sans avoir jamais produit d'accidents.

Certaines conditions organiques accidentelles peuvent également, non pas contre-indiquer l'anesthésie, mais la rendre plus grave ; ainsi la chloro-anémie dispose aux palpitations de cœur et rend la syncope assez fréquente. C'est donc une condition à laquelle il faut prendre garde, parce que, dans ce cas, on doit sinon s'abstenir du chloroforme, du moins ne le donner qu'avec les plus grands ménagements.

Je vous ai dit précédemment qu'en France on rejette l'emploi du chloroforme dans l'accouchement naturel, mais on le donne souvent, et l'on s'en trouve très bien, lorsqu'il s'agit de pratiquer la version ou d'appliquer le forceps.

Il ne faut pas oublier que la grossesse produit une espèce de chloro-anémie ; or, cet état de la circulation prédispose à la syncope, et je n'ai pas besoin de vous rappeler que c'est toujours une circonstance fâcheuse pour l'emploi du chloroforme.

La faiblesse qui résulte des pertes considérables de sang prédispose également à la syncope. Si donc vous avez à donner le chloroforme à des individus chez qui des hémorrhoïdes ou des polypes utérins ont causé des hémorrhagies assez abondantes pour amener un appauvrissement du sang, souvenez-vous toujours que la syncope est facile chez ces malades, et qu'il ne faut pas pousser l'anesthésie trop loin. Il y a quelques années M. Ad. Richard communiqua à la Société de chirurgie une observation très intéressante de mort survenue par le chloroforme chez une malade que des pertes de sang causées par un polype utérin avaient profondément débilitée. Ce chirurgien attribuait avec raison la mort à l'affaiblissement causé par les hémorrhagies et à la disposition aux syncopes produite par cet état du sang.

Il y a encore d'autres conditions organiques accidentelles qui rendent l'administration du chloroforme plus dangereuse : l'ivresse est de ce nombre. Je vous disais dernièrement qu'il y a une grande analogie entre les effets des liqueurs alcooliques et du chloroforme, l'abus de ces liqueurs produit la perte de l'intelligence et même l'insensibilité et l'abolition des mouvements volontaires, seulement l'anesthésie qui résulte de l'ivresse est moins profonde.

Quoi qu'il en soit, l'ivresse contre-indique l'emploi du chloroforme et le rend très grave. Dernièrement encore, M. le docteur Masson, de Mirecourt, a communiqué à M. Nélaton le fait d'une femme à qui le chloroforme fut administré dans cet état pour pratiquer une opération urgente ; la malade succomba. Il est complétement inutile, d'ailleurs, de recourir à l'anesthésie dans ces cas ; en effet, si l'opération est urgente, le malade étant insensible ou à peu près par le fait même de l'ivresse, il n'en éprouvera que peu de douleur, et, enfin, s'il n'y a pas urgence, on peut attendre que l'ivresse soit dissipée.

Il faut encore s'abstenir du chloroforme dans les cas de plaies énormes ou de plaies graves par armes à feu, qui plongent le malade dans un état de collapsus et d'affaissement profond que l'on appelle la commotion traumatique, où la peau est froide, le pouls petit, le visage prostré, il y a même du délire ; dans ces cas, l'anesthésie serait nuisible.

En effet, si, dans un moment où le système nerveux est profondément affaissé et la circulation ralentie, vous venez encore ajouter l'action hyposthénisante du chloroforme, il pourrait se faire que l'économie fût incapable de le supporter. Il est d'ailleurs indiqué, dans les cas semblables, de surseoir à l'opération.

On voit quelquefois de ces malades dans la pratique civile ; pour ma part, j'en ai vu un certain nombre, surtout depuis l'établissement des chemins de fer et l'introduction des machines à vapeur dans les ateliers : je me suis toujours refusé à opérer. En effet, il ne faut pas ajouter le traumatisme de l'opération à l'état d'affaissement où se trouvent les malades, il faut au contraire leur donner des cordiaux, relever leurs forces et pratiquer l'opération lorsqu'ils sont capables de la supporter, mais sans attendre toutefois que la réaction inflammatoire se manifeste.

Enfin l'obésité apporte une gêne considérable dans la respiration, le développement du ventre s'opposant à l'abaissement du diaphragme ; de plus, elle est liée le plus souvent à un état graisseux du cœur qui, rendant les pulsations de cet organe beaucoup plus faibles, dispose évidemment à la syncope. L'obésité, vous le savez, est beaucoup plus fréquente dans les pays du nord, l'Angleterre, les Pays-Bas, etc., qu'en France, et la lecture d'un certain nombre d'observations de mort par le chloroforme survenues en Angleterre, m'a appris que plusieurs fois on avait constaté, dans ces cas malheureux, l'état graisseux du cœur. A ce double titre, l'obésité me paraît donc dans une condition fâcheuse pour l'administration du chloroforme.

Dans certains cas, il y a contre-indication formelle de l'emploi du chloroforme, et cela en raison même de la nature de l'opération qui doit être pratiquée : ainsi les opérations qui se font sur la bouche, les amygdales, le voile du palais, en un mot, toutes les fois que l'instrument fait couler du sang dans la bouche, d'où il peut tomber dans les voies aériennes et produire l'asphyxie ; dans tous ces cas, il faut absolument s'abstenir du chloroforme. Pour les résections des mâchoires supérieures ou inférieures, j'ai toujours pensé que, si douloureuses qu'elles soient, il faut y procéder sans recourir à l'anesthésie ; en effet, s'il tombe du sang dans la trachée-artère, le malade étant insensible n'en aura pas conscience, la muqueuse des voies aériennes ne réagira pas pour expulser ce sang, et le malade sera en danger d'asphyxie.

Il est d'autres opérations qui excluent l'usage de l'anesthésie pour des raisons différentes de celles que nous venons d'exposer ; elles ne sont pas très douloureuses, mais elles sont longues et minutieuses : telles sont, par exemple, les ligatures d'artères, les opérations de hernies. La première condition pour qu'une opération délicate et longue soit faite avec sécurité, c'est que le chirurgien ait toute sa liberté d'esprit; or, si intelligents que soient les aides qui procèdent aux inhalations, l'administration du chloroforme n'en donne pas moins une très grande préoccupation au chirurgien. Supposez, en effet, que, dans une opération de ce genre, le malade se réveille, il n'a plus conscience de ce qui se fait, il peut donc se livrer à des mouvements désordonnés qui compromettent sa vie. J'avoue que, pour ma part, j'aimerais mieux, en pareil cas, ne pas pratiquer l'opération que de la faire avec la crainte perpétuelle de voir survenir quelque accident. Il faut donc raisonner le malade pour l'amener à laisser faire l'opération sans chloroforme, et lui exagérer les dangers de l'anesthésie ; et d'ailleurs, une fois les téguments divisés, les recherches minutieuses qui ont pour but de découvrir l'artère ne sont pas très douloureuses, et au moins le chirurgien peut consacrer à ces dissections toute l'attention dont il est capable.

Mais ce ne sont pas là les seuls motifs qui me font rejeter le chloroforme dans ces opérations : les artères, vous le savez, sont presque toujours accompagnées de nerfs importants; or, je n'ai pas à vous rappeler les graves inconvénients qu'il y aurait à comprendre le nerf dans la ligature en même temps que l'artère, ou même à lier le nerf au lieu de l'artère ; les pulsations artérielles ne se voient pas toujours; l'anatomie nous apprend, il est vrai, quels sont les rapports de ces vaisseaux entre eux, mais cela ne suffit pas ; le seul moyen de lever le doute, c'est d'interroger la sensibilité des tissus. Pincez légèrement ce cordon; si c'est le nerf, le malade accusera de la douleur sur tout le trajet du nerf; vous reconnaissez alors votre erreur et vous cherchez dans le voisinage le vaisseau artériel que vous devez lier. Il est donc nécessaire que pour ces opérations le malade ne soit pas anesthésié, puisque la douleur que vous provoquez vous permet de distinguer les artères des nerfs qui les accompagnent.

Je vous ai dit également que dans les opérations de hernies l'usage du chloroforme est contre-indiqué : en effet, quand la peau est divisée, l'opération n'est pas douloureuse, mais elle est toujours longue et délicate; il faut aller lentement, y mettre tout le temps voulu et conserver toute sa liberté d'esprit ; il faut donc s'abstenir du chloroforme. De plus, les douleurs de l'étranglement herniaire sont énervantes, hyposthénisantes, le pouls est souvent déprimé ; ces conditions, comme vous le voyez, disposent à la syncope et sont par conséquent nuisibles à l'emploi de l'anesthésie. Il n'y a qu'un seul cas où l'on puisse y recourir dans l'opération de la hernie étranglée, c'est celui où l'on procède à l'opération immédiatement après avoir tenté inutilement le taxis. Or vous savez que la résolution musculaire est une excellente condition pour la réduction des hernies. Le malade étant donc sous l'influence du chloroforme qu'il a pris pour faciliter le taxis, on peut continuer l'inhalation jusqu'à ce que les téguments soient divisés ; mais il ne faut pas la prolonger plus longtemps.

Telles sont les indications et les contre-indications qui résultent de l'examen que nous venons de faire des questions d'âge et des conditions organiques permanentes ou accidentelles que peuvent présenter les malades.

Passons maintenant à l'étude des règles qui doivent présider à l'administration du chloroforme.

D'abord il faut que le malade soit à jeun ; si l'estomac contient des aliments liquides ou solides dont la digestion n'est pas complète, non-seulement l'anesthésie est beaucoup plus difficile à obtenir, mais encore elle est dangereuse. Voici pour le premier point : je me rappelle qu'il y a sept ou huit ans j'eus à pratiquer une opération d'hydrocèle, chez un jeune homme pusillanime et qui se tourmentait beaucoup de l'idée de l'opération ; il me pria de l'endormir, je lui demandai s'il avait mangé le matin , il me répondit que non ; je commençai donc les inhalations de chloroforme ; au bout de 20 minutes, l'anesthésie ne se produisait pas, il y avait même une certaine exagération de la sensibilité ; le chloroforme, lorsqu'il n'agit pas, produit toujours cette excitation. Voyant que je ne réussissais pas, j'allais suspendre les inhalations lorsque tout à coup le malade devint affreusement pâle, fut pris de spasmes de l'estomac et vomit une quantité considérable de vin de Champagne. Il m'avoua alors que le matin, pour fortifier son courage contre l'idée de l'opération, il avait bu une bouteille entière de vin de Champagne. L'inefficacité du chloroforme m'était dès lors expliquée par l'état de plénitude de l'estomac. L'opération fut remise au lendemain, le malade était à jeun et quelques minutes suffirent pour l'endormir.

L'administration du chloroforme, vous ai-je dit, est dangereuse lorsque l'estomac est encore chargé d'aliments ; en voici des preuves : il y a deux ans, Snow vit périr entre ses mains un malade à qui il faisait respirer de l'amylène ; il est dit dans l'observation que le malade avait bu, une heure avant l'opération, une pinte d'ale ; or vous savez que l'ale est une bière forte et nourrissante qui, prise en certaine quantité, pèse considérablement sur l'estomac ; je suis convaincu que cette boisson, ingérée peu de temps avant l'opération, a été pour beaucoup dans la mort du malade. Dans une autre observation, c'est une jeune fille qui est morte pendant les inhalations du chloroforme ; à l'autopsie du cadavre, on trouva l'estomac encore chargé d'aliments. Il est facile, du reste, d'expliquer les inconvénients de la plénitude de l'estomac dans l'administration du chloroforme : cet agent détermine souvent un état nauséeux, il trouble la digestion et dispose par conséquent à la cardialgie et à la syncope. Les malades croient que lorsque vous leur défendez de manger avant l'administration du chloroforme, ils peuvent boire sans inconvénient : c'est une erreur ; la réplétion de l'estomac par des liquides est tout aussi nuisible que l'ingestion d'aliments solides, vous en avez un exemple frappant dans les faits que je vous ai signalés.

Il faut donc s'assurer avant de donner le chloroforme que le malade n'a ni bu, ni mangé, et que l'estomac est vide.

Une autre circonstance qu'il faut également prendre en considération, c'est que l'appartement où se fait l'opération n'ait pas une température trop élevée. En effet, dans une pièce trop chaude, la respiration est gênée, et la volatilité du chloroforme augmentée, conditions fâcheuses pour l'éthérisation.

Snow avait reconnu les inconvénients que je viens de vous signaler ; il imagina même un appareil destiné à y remédier : le vase où l'on verse le chloroforme est placé lui-même dans un récipient dans lequel on tient de l'eau à la température de 15° centigrades ou 65° Farenheit, de manière à ce que la chaleur de l'appartement ne puisse avoir aucune influence sur l'évaporation du chloroforme.

Certes, je ne peux qu'approuver cette précaution de Snow, mais cela complique tellement l'appareil, qu'il devient difficile à manier ; je ne me sers donc pas de cet instrument, d'autant mieux qu'il y a d'autres moyens de parer à cet inconvénient.

Je vous ai dit antérieurement que le moindre obstacle apporté à la respiration est toujours fâcheux et peut causer de graves accidents ; vous devrez donc veiller à ce que le malade n'ait autour du cou et de la poitrine ni cravate, ni vêtement qui puisse gêner la respiration.

La position à donner au malade est très importante à examiner : il faut, autant que possible, que l'individu soit dans une position horizontale. Il y a pour cela plusieurs raisons : la première est que l'anesthésie amenant le collapsus, le malade ne peut se tenir assis ; il faudrait donc qu'il fût soutenu par des aides pour l'empêcher de tomber. Dans certains cas, cependant, il faut que le malade soit posé autrement que couché ; pour l'arrachement des dents, par exemple, les dentistes se servent de fauteuils inclinés, le malade est dans une position demi-horizontale, cette position n'a, du reste, aucun inconvénient dans ce cas, l'avulsion d'une dent n'exigeant pas que le malade soit plongé dans une anesthésie complète.

J'ai été plusieurs fois chargé par des familles de procéder aux inhalations du chloroforme dans ces circonstances : j'inclinais la tête du malade en arrière, et dès que j'avais obtenu une demi-anesthésie, le dentiste pratiquait son opération. Mais ces cas sortent de l'ordinaire, et jamais je ne vous engagerais à laisser le malade assis lorsque vous voulez obtenir l'anesthésie complète avec résolution musculaire. En effet, non-seulement l'individu pourrait tomber, mais la position assise a encore un grave inconvénient à un autre point de vue : la syncope est bien plus facile et plus fréquente lorsque l'individu est assis et a la tête relevée que lorsqu'il est couché ; la preuve en est que souvent il suffit d'allonger à terre une personne qui a une syncope pour la rappeler à elle-même.

Je vous recommande donc de mettre vos malades dans une position horizontale quand vous leur donnez le chloroforme ; c'est une recommandation utile, et à laquelle vous ferez bien de vous conformer ; mais il y a loin de là à dire, comme M. Stanski, que la position assise a été, dans un certain nombre de cas malheureux, la cause principale de la mort : c'est une profonde erreur.

*Marche de l'anesthésie.* — Toutes ces précautions étant prises, on commence les inhalations de chloroforme : je vous ai dit qu'il faut toujours vous servir d'un appareil et que c'est celui de M. Charrière qui me paraît le meilleur sous tous les rapports, et enfin qu'il faut commencer par des doses très faibles, ce qu'on obtient en ouvrant la virole dont je vous ai parlé en vous décrivant cet appareil. Aux premières inspirations, le malade commence par tousser un peu ; c'est que le chloroforme est très irritant et ses vapeurs déterminent une excitation considérable de la muqueuse bronchique; cela n'a rien de surprenant, car vous savez que le chloroforme, appliqué sur la peau, est rubéfiant ; il va même jusqu'à la vésication, et constitue, par conséquent, un excellent succédané des sinapismes dans les cas où vous voulez obtenir promptement la rubéfaction. Au premier moment, donc, il y a de la toux, le sujet est comme blessé du contact de ces vapeurs, et il faut nécessairement agir avec grandes précautions, et donner peu de chloroforme à la fois pour que les voies aériennes puissent se familiariser avec cet anesthésique.

Lorsqu'on est arrivé à faire tolérer au malade le contact des vapeurs de chloroforme dans les voies aériennes, on augmente graduellement la quantité de ces vapeurs, tout en observant avec soin l'impression qu'éprouve le malade et en étudiant la marche des effets généraux qui vont se produire. On voit d'abord le visage devenir un peu vultueux, les yeux s'injectent, comme dans l'ivresse, et l'intelligence se trouble. Dans quelques cas, elle n'est pas entièrement abolie; le plus souvent, cependant, elle est complétement suspendue; les malades prononcent des paroles incohérentes : en un mot, il y a un dérangement considérable de l'action cérébrale. Au bout de quelques instants, le chloroforme continuant à agir, il survient un certain degré d'excitation, variable suivant les sujets, avec mouvements désordonnés et exagération momentanée de la sensibilité.

Là se borne la première période des symptômes de l'anesthésie; on la nomme *période d'excitation*.

Si l'on continue les inhalations, à cet état d'excitation succède un calme qui se produit graduellement et s'accompagne de l'abolition progressive de la sensibilité. On cherche alors à constater le degré d'anesthésie que l'on a obtenue ; en général on pince la peau ou on la pique avec une épingle, et si le malade ne manifeste pas de douleur, on commence l'opération. Ce moyen est loin d'être certain, l'anesthésie peut être suffisante pour que le sujet ne sente pas la piqûre, mais le premier coup de bistouri le rappelle à lui-même et il se livre à des mouvements plus ou moins violents pour se soustraire à la douleur. L'anesthésie n'est donc pas encore complète ; pour être sûr d'obtenir l'insensibilité parfaite, il faut aller jusqu'à la résolution musculaire; c'est du moins ce que l'observation de faits nombreux m'a appris.

Mais revenons à la première période de l'anesthésie. Je vous ai dit que, dans la succession régulière des phénomènes produits par le chloroforme, l'action cérébrale est la première atteinte ; l'intelligence est suspendue, puis les sens se troublent et sont abolis, enfin la sensibilité, un moment exagérée, disparaît à son tour. Mais les choses ne se passent pas toujours ainsi, et l'on observe une foule de variétés sous ce rapport chez les différents sujets qui sont soumis à l'éthérisation : ainsi quelquefois l'intelligence est conservée en même temps qu'il y a insensibilité complète; j'ai vu un malade à qui je pratiquais l'amputation d'un orteil après lui avoir donné le chloroforme ; pendant l'opération, il se leva sur son séant, me regarda et me dit : « Je vois bien ce que vous faites, mais continuez, je ne souffre pas. » Cet homme ne sentait donc pas, mais il voyait et il avait conservé son intelligence. C'est un fait très rare.

Chez une autre malade je pratiquais l'amputation du sein ; tout en faisant l'opération, nous échangions quelques mots, mon confrère et moi : cette dame était complétement insensible, elle ne faisait aucun mouvement, elle paraissait profondément endormie, et cependant, elle entendit tout ce que nous disions ; l'ouïe et l'intelligence avaient survécu à l'abolition de la sensibilité et de la contractilité musculaire. Lorsque le pansement fut fait, la malade revint à elle, et nous raconta toute notre conversation.

C'est encore un fait exceptionnel, il est vrai, mais il est bon que vous sachiez que cela peut se présenter, vous comprendrez alors combien il est important de ne rien dire, même le malade étant endormi, qui puisse le tourmenter pour l'avenir ; vous voyez que si j'avais eu le malheur de prononcer, pendant le cours de l'opération, quelque parole imprudente, la malade aurait tout entendu et aurait pu s'en inquiéter gravement.

Ce sont, je le répète, deux faits exceptionnels ; en général, l'abolition des sens accompagne celle de l'intelligence, l'insensibilité ne s'éteint qu'après.

Dans le plus grand nombre des cas, vous ai-je dit, on observe parmi les phénomènes de l'anesthésie une période d'excitation qui varie d'intensité suivant les sujets ; cette excitation se manifeste peu de temps après que l'on a commencé les inhalations, elle survient après l'abolition de l'intelligence et des sens, et au bout d'un temps assez court elle fait place à l'anesthésie complète, c'est-à-dire à l'insensibilité et à la résolution musculaire.

Chez certains malades, il y a une telle excitation qu'ils se livrent à des mouvements désordonnés qui sont quelquefois d'une violence extrême ; aussi serait-il très dangereux, ainsi que je vous l'ai dit précédemment, de commencer une opération à ce moment de l'éthérisation, c'est-à-dire quand le malade n'en est encore qu'à la période d'excitation. Dans les premiers temps qui ont suivi la découverte de l'anesthésie, on a pratiqué un certain nombre d'opérations dans ces conditions, et plusieurs fois il est arrivé que le patient, en proie à une violente excitation, s'est échappé des mains des aides. Où en serait le chirurgien si pareille chose se produisait dans une amputation de bras ou de cuisse ? Je me rappelle qu'à l'époque dont je vous parle, j'eus un jour à enlever une petite tumeur de la paupière à un prêtre : je donnai le chloroforme, et croyant le malade complétement insensible, je commençai l'opération ; dès le premier coup de bistouri, il se leva en vociférant, et se précipitait vers la fenêtre qui était ouverte, lorsque je réussis à le saisir par le corps et à le maintenir sur un fauteuil : il était dans un état d'excitation extrême. N'opérez donc jamais avant de vous être bien assurés que le malade est parfaitement insensible, et que la résolution musculaire est complète.

Comment peut-on savoir si la contractilité musculaire est abolie? On soulève le bras du malade et on l'abandonne à son propre poids, si l'individu est complétement anesthésié, le membre retombe comme celui d'un cadavre. Un moyen qui est très utile également, c'est de piquer le malade : s'il ne sent rien, il est très probable que la résolution musculaire est obtenue; mais il ne suffit pas de piquer la peau, il faut interroger la sensibilité de la conjonctive ; en effet, la muqueuse des orifices naturels est munie d'une très grande quantité de filets nerveux, et ces parties sont, suivant une comparaison qui me paraît très juste, l'*ultimum moriens* de la sensibilité. Une déduction de l'observation précédente est que, toutes les fois que vous aurez à pratiquer une opération sur l'un des orifices naturels du corps, vous devrez obtenir toujours l'anesthésie aussi complète que possible, puisque ces organes sont doués d'une sensibilité exceptionnelle.

Un fait que j'ai observé et qui me paraît un très bon indice pour reconnaître le degré de l'anesthésie est le suivant : les malades, quand ils commencent à s'endormir, ferment les mains et le pouce croise à angle droit l'index fléchi ; relevez le pouce, étendez les doigts du patient, si la contractilité musculaire n'est pas entièrement éteinte, dès que vous abandonnerez les doigts à eux-mêmes, ils reprendront la direction qu'ils avaient, tandis que si la résolution musculaire est complète, les doigts resteront étendus. Je ne vous donne pas ce signe comme absolument infaillible, mais je l'ai observé un très grand nombre de fois.

Quand le malade est arrivé à un état de résolution musculaire complète, il est à peu près certain qu'il est insensible. Dès ce moment la première période de l'anesthésie est franchie, l'intelligence, les sens, la sensibilité, la contractilité musculaire sont abolies, le malade ne vit plus que par la respiration et la circulation ; alors commence la seconde période.

Mais, avant de passer à l'étude de cette seconde période, il convient d'examiner les changements qui se passent dans la respiration et la circulation. Quand on commence l'inhalation, la respiration est entrecoupée, retenue ; il est probable que cet état est dû à ce que la muqueuse qui tapisse les voies aériennes est péniblement impressionnée par les vapeurs du chloroforme, qui sont irritantes ; il en résulte une certaine répugnance de ces voies à recevoir le chloroforme, et une certaine interruption dans la respiration. En général, cette irritation est d'assez courte durée ; bientôt la muqueuse pulmonaire devient insensible, et alors la respiration, qui jusque-là était brève et saccadée, devient plus large et plus facile ; enfin, quand l'anesthésie est complète, la respiration est quelquefois un peu stertoreuse ; cela annonce que l'anesthésie est à son apogée ; il faut immédiatement suspendre les inhalations quand ce phénomène se présente, sans quoi on s'exposerait à de grands dangers, si l'on voulait passer outre.

Telles sont les phases que parcourt la respiration pendant que l'on administre le chloroforme.

Quant à la circulation, le pouls est d'abord fréquent, quelquefois même d'une fréquence extrême : à mesure que le sang se sature de chloroforme, le pouls change de caractère, il se ralentit et devient petit, enfin, quand la période d'excitation fait place à la tolérance anesthésique, il se relève ; il est alors large, peu fréquent. Cet état du pouls coïncide avec le calme de la respiration et constitue ce que M. Chassaignac a nommé *la période de tolérance anesthésique*, période dans laquelle le malade semble plongé dans un sommeil calme et profond. Ce sont là les meilleures conditions que l'on puisse obtenir pour pratiquer les opérations.

*Durée des inhalations.* — Combien de temps faut-il pour obtenir cette insensibilité parfaite et la résolution musculaire? Ce temps varie d'abord suivant le degré d'anesthésie que l'on veut atteindre. Si l'on n'a besoin que d'une insensibilité momentanée, il suffit d'une ou deux minutes pour que le système nerveux soit engourdi; ce degré d'anesthésie permet de pratiquer de petites opérations d'une courte durée, l'ouverture d'un abcès, l'amputation d'un doigt ou d'un orteil. Mais il ne faut pas oublier que dans cet état le malade n'a plus son intelligence, qu'il n'a pas conscience de ce qui se fait autour de lui, et il peut arriver qu'instinctivement il se livre à des mouvements plus ou moins violents pour fuir la douleur; ces mouvements pourraient entraver l'opération, il faut donc que le malade, dont la sensibilité n'est encore qu'émoussée, soit maintenu par des aides pendant que le chirurgien opère rapidement. Quelques minutes suffisent pour obtenir cet état.

Mais quand il s'agit d'opérations graves, où il est besoin que la sensibilité et la myotilité soient complétement abolies, l'amputation d'un membre, la réduction des luxations, il faut prolonger davantage l'inhalation; ce temps varie suivant le procédé dont on se sert pour administrer le chloroforme; pour moi, qui emploie constamment l'appareil de M. Charrière, j'ai toujours vu qu'il fallait 7 ou 8 minutes pour arriver à l'anesthésie complète; l'inhalation va moins vite, il est vrai, par cet appareil que par le procédé du mouchoir, sa puissance est limitée, on n'a, dans un temps donné, qu'une quantité toujours identique de chloroforme, son action est, par conséquent, plus lente ; mais c'est précisément à cause de cette limitation de la concentration des vapeurs que je préfère me servir de l'appareil qui, je ne crains pas de le répéter, me paraît une excellente garantie contre les accidents.

M. Sédillot a conseillé, vous ai-je dit, de commencer l'inhalation par des doses très faibles, puis, quand l'anesthésie commence à se produire, de donner aussitôt de grandes quantités à la fois. Ce chirurgien prétend qu'en agissant ainsi, on évite cette période d'excitation dont je vous ai parlé et qui ne laisse pas d'avoir une certaine gravité.

Je ne suis pas partisan de cette manière de donner le chloroforme ; la période d'excitation est une chose regrettable, j'en conviens, mais si l'on fait respirer beaucoup de chloroforme au malade dans un temps donné, il est à craindre que celui-ci ne tombe d'emblée dans la période de collapsus et ne succombe à ce moment. La lecture des observations de mort survenue pendant le cours de l'éthérisation m'a démontré que dans un certain nombre de cas c'est une syncope subite qui s'est produite et a amené la mort. Je craindrais donc, en donnant beaucoup de chloroforme à la fois, de déterminer promptement le collapsus; aussi, malgré toute l'estime que j'ai pour les travaux de M. Sédillot, je ne puis m'empêcher de critiquer cette méthode.

Je dis au contraire qu'il faut toujours procéder doucement à l'inhalation ; je commence donc par ouvrir la virole afin que le malade respire peu de chloroforme dans les premiers instants ; puis, si tout va bien, je ferme peu à peu les trous qui donnent accès à l'air dans le tube, de manière à concentrer davantage les vapeurs ; si le malade tousse ou ne respire pas librement, j'ouvre l'appareil ou même je suspens l'inhalation ; puis je le présente de nouveau au malade, et s'il respire bien je ferme graduellement la virole jusqu'à ce que j'obtienne le summum de concentration des vapeurs anesthésiques, et je continue l'inhalation sans l'interrompre, à moins qu'il ne se présente quelque phénomène anormal.

Je dis que je pratique l'inhalation graduellement et sans interruption, et cela par opposition au conseil donné par M. Gosselin d'administrer le chloroforme d'une manière intermittente, afin que le malade puisse respirer de temps en temps un peu d'air pur ; je vois à cette méthode un grave inconvénient, c'est que, lorsqu'on cesse les inhalations, le malade n'absorbant plus de chloroforme, et en perdant une certaine quantité par la perspiration et l'exhalation cutanée, les effets anesthésiques que l'on avait déjà obtenus sont bientôt détruits, et tout est à recommencer. Du moment que le pouls est bon et la respiration libre, je ne vois pas pourquoi on ne donnerait pas le chloroforme d'une manière continue ; quant à moi, je l'administre toujours ainsi avec l'appareil de M. Charrière ; une ou deux minutes suffisent pour procurer une insensibilité légère ; il en faut sept ou huit pour obtenir l'anesthésie complète avec résolution musculaire.

Telle est la marche ordinaire de l'anesthésie. Mais il y a des exceptions, qu'il est bon de connaître : ainsi vous trouverez des sujets qui seront rapidement endormis par quelques gouttes de chloroforme ; d'autres ne parviendront à la résolution musculaire qu'après des inhalations prolongées : quelques-uns enfin sont complétement réfractaires, c'est-à-dire qu'on les croit insensibles, mais le premier coup de bistouri les réveille, et aussitôt ils se livrent à des mouvements désordonnés ; si l'on veut pousser l'anesthésie plus loin, la respiration devient stertoreuse et l'on est obligé de cesser immédiatement l'inhalation.

A quoi, peut-on attribuer ces différences ? Pourquoi certains sujets sont-ils promptement anesthésiés, tandis que d'autres le sont très difficilement et qu'un certain nombre est entièrement réfractaire ? Nous n'en savons rien. Cependant on a observé que l'habitude de l'ivrognerie et même le simple usage habituel immodéré des boissons alcooliques, sans aller jusqu'à l'ivresse, rendent les individus inaptes à recevoir le chloroforme.

Une excitation morale très forte nuit aussi beaucoup à la production de l'anesthésie ; la crainte très vive de l'opération, l'animation du combat ont le même résultat. Un chirurgien militaire, M. Yvonneau, a publié, il y a quelques années, une brochure très intéressante sur le siége de Rome ; une anecdote fort curieuse est celle de l'attaque de la villa Pamphili, à la suite de laquelle il fallut pratiquer un certain nombre d'opérations ; l'excitation de tous les soldats qui avaient pris part à cette affaire était tellement grande, qu'il fut impossible d'obtenir l'anesthésie.

Revenons maintenant à notre sujet, c'est-à-dire à la marche de l'anesthésie. L'insensibilité et la résolution musculaire étant obtenues, on procède à l'opération. Vous trouverez des sujets qui paraissent plongés dans le sommeil le plus profond, et qui cependant se livrent à des mouvements quelquefois même assez violents ; quand ils se réveillent, ces malades vous disent qu'ils n'ont rien senti. Ces mouvements étaient purement automatiques, la douleur est transmise au cerveau, il en résulte des mouvements réflexes, mais le sensorium est aboli et les malades ne souffrent pas. Vous verrez aussi des individus qui, bien que complétement insensibles, gémissent, crient et font des mouvements ; d'autres enfin se plaignent, mais ne peuvent se mouvoir. En un mot, il y a une foule de variétés dans les effets produits par le chloroforme, mais l'anesthésie n'en existe pas moins pour cela et les malades vous disent très bien qu'ils n'ont pas souffert.

J'appelle votre attention sur un phénomène très curieux qui se présente dans la respiration et la circulation au moment où l'opération commence : bien que l'insensibilité et la résolution musculaire soient complètes, quand on commence l'acte chirurgical, la douleur qui en résulte est transmise au cerveau et donne naissance à des troubles très marqués de l'une et de l'autre de ces fonctions : la respiration devient suspirieuse comme si le malade sentait, et cependant il est insensible; la circulation, de son côté, est également impressionnée, le pouls devient quelquefois tremblotant ou intermittent, parfois même il y a syncope; ce sont des faits que j'ai quelquefois observés et que j'ai retrouvés dans beaucoup d'observations où l'administration du chloroforme a amené la mort. Le plus souvent ces troubles fonctionnels ne sont que momentanés, et les choses reprennent bientôt leur cours normal ; il est donc nécessaire que le chirurgien soit prévenu de leur possibilité afin de redoubler d'attention lorsqu'ils se présentent.

*Combien de temps peut-on prolonger l'anesthésie?* — Nous avons déjà vu que pour les opérations de courte durée, deux minutes environ suffisent pour produire l'anesthésie ; nous avons vu également qu'il est des individus chez qui le chloroforme agit très lentement et chez qui l'anesthésie se prolonge d'autant plus qu'elle a été plus longue à obtenir ; on peut donc chez ces derniers sujets pratiquer des opérations qui demandent un peu plus de temps. Mais il y a des cas où l'opération doit durer longtemps ; peut-on prolonger l'anesthésie pendant tout le temps nécessaire à l'accomplissement de ces opérations ? Oui, on le peut, mais il faut alors faire les inhalations d'une manière intermittente.

Voici comment on procède : on donne le chloroforme, et, dès que le malade est arrivé à la période de tolérance, on suspend l'inhalation et l'on commence l'opération ; puis, quand on voit le malade s'agiter et revenir à la sensibilité, on donne de nouveau le chloroforme ; mais il en faut alors très peu pour plonger le sujet dans l'anesthésie. En agissant avec prudence, on peut ainsi recommencer deux, trois ou quatre fois l'inhalation et maintenir l'anesthésie pendant un temps fort long. Ainsi je me rappelle un vieillard qui avait reçu, au siége de Saragosse, une balle dans le tibia; plus tard il se développa une hypérostose avec suppuration abondante; l'opération que je pratiquai dura près d'une demi-heure et l'anesthésie fut prolongée pendant le même laps de temps; cet homme avait 74 ans.

Il y a quelques années, M. Denonvilliers envoya à l'Académie une tumeur énorme, dont l'extirpation n'avait pas demandé moins de trois quarts d'heure, la malade ayant été anesthésiée pendant toute la durée de l'opération. Ces faits prouvent que l'anesthésie peut être prolongée assez longtemps ; mais, pour cela, il faut que le chirurgien agisse avec prudence et surveille attentivement l'état du malade ; il faut s'assurer que le pouls est bon et la respiration toujours libre, et que l'appareil fonctionne bien.

Enfin, l'opération étant terminée, on cesse définitivement l'inhalation du chloroforme, et bientôt les effets de l'anesthésie se dissipent.

Dans le plus grand nombre de cas, le retour des fonctions se fait dans l'ordre de leur abolition ; le malade voit, il entend, il répond aux questions qu'on lui adresse, mais la sensibilité n'est pas encore revenue. Il va sans dire que la respiration et la circulation n'ont jamais été suspendues.

Enfin, après un temps variable, le malade revient à lui-même, non pas à son état parfaitement normal, mais dans cet état où l'on se trouve après un excès de boisson ; la bouche est pâteuse, l'haleine est fortement imprégnée de chloroforme, il y a de la céphalalgie ; souvent aussi il y a un peu de faiblesse à laquelle il faut remédier en donnant un peu de vin.

Tel est l'ensemble des phénomènes qui constituent l'éthérisation régulière.

Mais les choses ne se passent pas toujours ainsi ; examinons donc, et cela présente un grand intérêt, tous les accidents qui peuvent survenir dans le cours de l'administration du chloroforme, puis nous étudierons les moyens que la science peut y opposer.

*Accidents qui peuvent se produire dans le cours de l'éthérisation.* — 1° *Toux opiniâtre.* — L'accident que l'on observe le plus communément est celui-ci : les vapeurs de chloroforme, vous le savez, sont très irritantes ; or il arrive très fréquemment qu'au début elles provoquent une toux opiniâtre qui n'a pas de gravité, mais qui oblige le chirurgien à suspendre l'inhalation. Lorsque la toux est calmée, on recommence à faire respirer les vapeurs en ouvrant d'abord entièrement la virole qui donne accès à une plus grande quantité d'air ; bientôt l'excitation de la muqueuse des

voies aériennes diminue ; on ferme graduellement la virole, jusqu'à ce qu'enfin le chloroforme étant parfaitement toléré, on con-
centre les vapeurs autant que l'appareil le permet.

2° *Amas de mucosités dans les voies aériennes.* — Quelquefois le chloroforme en contact avec les voies respiratoires détermine la formation de mucosités très abondantes dans la bouche,
la gorge, le larynx et la trachée. Cette hypersécrétion constitue
non-seulement un inconvénient, mais encore une source de danger ; il peut arriver en effet que, dans un temps donné, ces mucosités s'accumulant en grande quantité dans les bronches, la
respiration se trouve gênée et l'asphyxie imminente. Vous êtes
avertis de cette accumulation de mucosités par le stertor de la
respiration. Il faut immédiatement enlever l'appareil et débarrasser la bouche de ces mucosités filantes et spumeuses ; on relève le malade, on lui penche la tête en avant et l'on réveille la
sensibilité afin que les voies aériennes puissent chasser le mucus
qu'elles contiennent.

3° *Spasme du larynx.* — Dans certains cas, lorsque commence
la période d'excitation, les voies aériennes sont le siége principal
des phénomènes produits par l'action irritante des vapeurs chloroformiques : le visage est vultueux, les yeux s'ouvrent largement, ils s'agitent dans les orbites, la bouche est fermée, les dents
violemment serrées, la poitrine est immobile, le malade ne respire plus que par le nez. Dès que l'on s'aperçoit de cet état de
choses, il faut suspendre aussitôt l'inhalation : le malade est en
danger d'asphyxie, la respiration est compromise. Il y a spasme
du larynx. Le chirurgien doit immédiatement ôter l'appareil,
ouvrir largement la bouche du malade et solliciter la respiration plus ample : bientôt le spasme se calme, il survient une
ou deux larges inspirations, et l'on peut alors reprendre l'inhalation, mais avec la plus grande prudence.

4° *Chute de la langue sur la glotte.* — Chez les vieillards à
qui l'on donne le chloroforme, il se produit parfois un phénomène singulier qui avait été entrevu déjà par les chirurgiens anglais, mais que M. Desprez, chirurgien de l'hospice de Bicêtre, a
parfaitement étudié et décrit. Chez les vieillards, la période d'excitation est presque nulle et le collapsus arrive promptement ;
or, quand on donne le chloroforme, le malade est couché hori-

zontalement sur le dos ; dans cette position, la base de la langue tend à se porter en arrière sur l'orifice supérieur des voies aériennes. Quand l'anesthésie est obtenue, la myotilité se supprime, et la langue, tombant en arrière par son propre poids, vient boucher l'entrée du larynx. C'est ce que M. Desprez a constaté sur un vieillard soumis à l'action du chloroforme pour subir l'opération de la taille ; tout à coup la respiration se suspendit, le malade était près de succomber ; aussitôt M. Desprez, ouvrant la bouche de cet homme, vit que la langue était reportée en arrière sur l'épiglotte ; il l'attira en avant et immédiatement la respiration se rétablit.

5° *Agitation violente* ; *emphysème pulmonaire*. — Chez certains malades, la période d'excitation est très violente ; dès les premières inhalations, il survient des mouvements désordonnés et des efforts violents ; quand on considère cet état dans lequel sont les malades, il est impossible de ne pas reconnaître que ces désordres ont de la gravité. J'adressai, il y a quelques années, à l'Académie, un petit mémoire sur les résultats que j'avais observés dans certains cas d'agitation extrême ; depuis cette époque, on a fait des autopsies de sujets morts par le chloroforme, et dans plusieurs cas on a trouvé de l'emphysème pulmonaire, il y avait eu rupture de quelques vésicules bronchiques ; en lisant les détails de ces observations, j'ai vu que chez plusieurs de ces malades il y avait eu une agitation énorme, qu'ils ont lutté violemment pendant que les aides s'opposaient à leurs mouvements ; or, vous savez que dans les efforts très violents il peut survenir de l'emphysème ; je suis donc convaincu que, lorsque le chloroforme détermine une très grande agitation, des cellules pulmonaires peuvent se rompre, et il se produit un emphysème qui compromet gravement la vie du malade. Enfin il peut aussi se produire dans les mêmes circonstancee des congestions cérébrales.

Pour ma part, quand je vois survenir ces phénomènes d'excitation violente, je suspends aussitôt l'inhalation et j'attends. Lorsque le malade est un peu calmé, je lui donne de nouveau le chloroforme, et si je vois l'excitation se reproduire, je renonce à l'anesthésie ; car je craindrais de voir survenir les accidents que je viens de vous signaler, soit du côté du cerveau , soit du côté des voies aériennes.

6° *Etat hyposthénique*. — Il est des malades chez qui le chloroforme produit des effets tout différents. Il y a très peu d'excitation, quelquefois même il n'y en a pas ; le pouls est calme, lent, petit, le visage pâle dès le début ; dans ces cas, le chloroforme a une tendance hyposthénisante dont il faut se méfier ; on ne doit pas, par conséquent, pousser l'inhalation trop loin, et surtout la continuer longtemps, car on s'exposerait à voir survenir une syncope, et cela d'autant plus que les effets du chloroforme ne cessent pas au moment même où l'on suspend les inhalations ; ils continuent encore pendant un certain temps et deviennent même quelquefois plus intenses. Si donc on ne cesse les inhalations que quand la pâleur du visage et la petitesse du pouls sont très prononcées, il pourrait bien se faire que les effets du chloroforme continuant après la suppression de l'inhalation, il survînt une syncope.

Là s'arrête la série des accidents qui n'offrent qu'une gravité relative, en ce sens qu'avec de la prudence et une grande attention on peut les éviter ou y remédier promptement ; pour vous les rappeler encore sommairement, ce sont : la toux, l'hypersécrétion de mucosités dans les voies aériennes, le spasme de la glotte, la chute de la langue en arrière, la violence de la période d'excitation, et enfin la tendance hyposthénisante.

7° *Accidents consécutifs.* — Quand on suspend les inhalations, l'anesthésie se dissipe bientôt. En effet, le chloroforme est très volatil, il est éliminé par l'expiration et probablement aussi par les sécrétions cutanée et urinaire, et peu à peu le retour à l'état normal s'opère. Le malade commence par se mouvoir, puis les sens se réveillent et enfin la sensibilité revient ; en général c'est elle qui se rétablit la dernière. Sous ce rapport, du reste, il y a de très nombreuses différences, suivant les sujets.

Cependant quand les malades sont sortis de l'anesthésie, ils ne sont pas encore dans un état parfaitement normal ; le pouls est ordinairement faible, déprimé ; beaucoup d'individus ont même une certaine tendance à la lipothymie ; souvent aussi il y a des nausées. Il faut se défier de cet état ; en effet, tant que le sang est encore imprégné de chloroforme, l'organisme étant encore hyposthénisé par les inhalations précédentes, il peut se faire qu'il survienne quelque accident. Il faut donc surveiller attentivement les malades tant que dure cet état, car il y a des faits où la mort est arrivée quelques heures après l'inhalation. La pre-

mière chose est de donner aux malades un peu de vin qúi les ré-
conforte d'une manière toute particulière, puis on recommande
de surveiller attentivement les malades aussi longtemps que dure
cette disposition.

Voici, à ce propos, un fait que j'ai observé à l'hôpital Beaujon :
c'était un jeune homme qui avait une luxation de l'astragale; l'os
faisait une saillie considérable sous la peau ; vous savez combien
la réduction est difficile en pareil cas : le malade était un peu
réfractaire, et l'éthérisation fut très longue ; or, je vous ai dit
que, plus l'anesthésie est difficile à obtenir, plus aussi elle se prolonge ; chez ce jeune homme, il a fallu vingt-cinq minutes pour
arriver à la résolution musculaire. Je fis les tentatives de réduction, mais sans succès; le malade était alors revenu à lui-même,
mais il était pâle, le pouls faible et petit; il avait des nausées. Je
laissai un élève auprès de lui, et je continuai la visite ; puis je
revins à son lit; il était dans un état très grand d'allanguisse-
ment ; je lui fis donner un peu de vin, et je recommandai la plus
grande surveillance. Cet état dura près de douze heures, pendant
lesquelles le malade était toujours au moment de se trouver mal;
on lui donna des spiritueux, du bouillon froid, du café ; on lui
appliqua des sinapismes; en un mot, on essaya de tous les stimu-
lants du système nerveux pour remédier à cet état de la circulation. Ce ne fut qu'au bout de douze heures que tous ces phénomènes alarmants disparurent.

Il nous reste maintenant à examiner une partie fort triste de la
question de l'anesthésie : la mort peut-elle être la conséquence de
l'administration du chloroforme ; comment? dans quelle proportion arrive-t-elle? Ce qui nous amènera à savoir si le chloroforme doit ou non rester dans la pratique de la chirurgie.

Et d'abord *la mort peut-elle être causée par le chloroforme?*

8° *Mort.* — Parmi les observations de mort par le chloroforme
qui ont été publiées, il y en a un certain nombre dans lesquelles
la manière dont l'inhalation a été faite n'est pas exposée avec assez de détails, de sorte que, pour un homme qui cherche la vérité, il n'est pas possible de savoir si la mort a été le résultat du
chloroforme lui-même ou de la mauvaise administration de cet
agent. Dans les premiers temps qui ont suivi la découverte des
propriétés anesthésiques du chloroforme, beaucoup de fautes ont
été commises, et je suis convaincu que des individus sont morts

asphyxiés par des quantités trop considérables de vapeur et ont été sidérés par l'action trop brusque du chloroforme, tandis qu'ils ne seraient pas morts si l'inhalation eût été pratiquée d'une manière convenable.

Depuis cette époque, la science a fait des progrès, et aujourd'hui l'on donne généralement mieux le chloroforme qu'autrefois ; cependant, comme on le manie journellement, peut-être, se familiarisant avec le danger, n'apporte-t-on pas toujours à son administration tous les soins désirables ; il en est de cela comme des charpentiers et des couvreurs qui, habitués qu'ils sont à monter et à courir sur les toits, ne prennent plus de précautions, jusqu'à ce qu'un jour ils tombent par défaut de soins et se tuent.

Le nombre des cas de mort par le chloroforme, — j'entends de ceux qui ont été publiés, — s'élève aujourd'hui de cent à cent vingt environ ; ce chiffre en lui-même et d'une manière absolue, est assez considérable ; nous verrons plus tard que si l'on compare ce chiffre à celui des individus qui ont été soumis à l'action du chloroforme, et dont le nombre est incalculable, la proportion des cas malheureux est très minime. Mais ce que nous voulons constater en ce moment, c'est que cent vingt cas de mort environ sont survenus entre les mains de chirurgiens très expérimentés, dont la prudence et l'habileté sont incontestables ; nous sommes donc autorisé à dire que le chloroforme, quand même il est bien administré, peut amener la mort. Cette assertion n'est malheureusement que trop vraie ; j'y insiste à dessein, parce qu'il y a des personnes qui ont affirmé le contraire, disant que ce n'est pas le chloroforme, mais la mauvaise administration de cet agent, qui tue. Le nombre de ces incrédules diminue tous les jours, et cependant M. Sédillot a écrit dernièrement encore que le chloroforme pur et bien administré ne donne jamais la mort ; il mourra dans l'impénitence finale ; je désire de tous mes vœux qu'il n'ait pas à revenir sur son assertion.

Si l'on admettait l'innocuité absolue du chloroforme pur et administré selon les règles de l'art, voyez quelles en seraient les conséquences funestes : un cas de mort survient, on demandera : le chloroforme était-il pur ? Oui ; donc, puisque le malade est mort, c'est que le chloroforme a été mal administré. Nous serions donc exposés à des procès d'autant plus graves qu'ils feraient peser sur nous une responsabilité d'homicide par imprudence. Il y a eu des procès de ce genre ; à Strasbourg même, un officier de santé donne le chloroforme à une femme pour lui arracher une dent, la femme meurt ; procès : on nomme des experts ; fort heureusement pour le dentiste, M. Sédillot n'en était pas ; les experts déclarent que la mort a été accidentelle et ne saurait être imputée au médecin, et celui-ci est acquitté.

A Paris il y a eu aussi un procès semblable. Le tribunal de police correctionnelle prononça une condamnation à **50** francs d'amende ; l'amende n'était rien, mais la condamnation était terrible, en ce qu'elle consacrait la responsabilité du chirurgien en matière de chloroforme. Le corps médical entier appela de ce jugement. Pour moi, je fus profondément ému de ce fait ; j'avais à cette époque un rapport à présenter à la Société de chirurgie sur un cas de mort communiqué par M. Valette, chirurgien de l'Hôtel-Dieu d'Orléans. M. Valette est un homme d'une grande expérience et le chloroforme avait été bien administré. Je réunis alors tous les cas de mort par le chloroforme que je connaissais, et j'en eus assez pour démontrer d'une manière irrécusable que le chloroforme, même quand il est pur et bien administré, peut donner la mort. Je fis mon rapport un peu énergique, et j'en envoyai un exemplaire à tous les juges. J'ai lieu de croire que ce travail n'a pas été étranger à la décision prise par le tribunal : notre confrère fut acquitté.

Vous comprenez toute la gravité de la responsabilité médicale en pareille matière ; aussi me suis-je élevé de toutes les forces de mon âme contre le dire de M. Sédillot ; son assertion est complétement fausse ; malgré toute la prudence, malgré tous les soins possibles, on peut voir mourir des malades par l'action seule du chloroforme.

Maintenant que cette proposition est admise, il nous faut rechercher comment a lieu la mort, afin de savoir si l'on peut la prévenir dans quelques cas.

Rappelons en peu de mots ce qui se passe chez les animaux. D'après les expériences, il est facile de voir que l'action du chloroforme est successive et progresive, ce sont les expressions mêmes de M. Flourens, c'est-à-dire qu'il agit d'abord sur les lobes cérébraux et le cervelet, puis sur les racines postérieures de la moelle, puis sur les cordons antérieurs, et enfin sur le bulbe rachidien ; c'est le nœud vital qui résiste le dernier. Mais laissons de côté les vues théoriques pour nous borner à la simple appréciation des phénomènes que l'on observe : les sens s'abolissent, les mouvements volontaires sont suspendus, la période d'excitation arrive, l'animal se livre à des mouvements désordonnés, il pousse des hurlements ; puis il tombe dans l'insensibilité, et passe à la période de tolérance ; quand on est arrivé à ce degré de l'anesthésie, si l'on augmente la concentration des vapeurs, et que l'on prolonge les inhalations pendant vingt à vingt-cinq minutes, la respiration devient de plus en plus lente, de moins en moins marquée, le pouls très petit et très fréquent ; les respirations s'éloignent à une demi-minute, puis à une minute, enfin elles s'arrêtent ; l'action du cœur persiste encore, pour s'arrêter à son tour.

Tels sont les phénomènes qui se produisent sous l'influence de l'action progressive et successive du chloroforme.

Chez l'homme, la mort pourrait survenir de cette manière, mais nous avons les moyens de la prévenir. Ainsi une inhalation trop prolongée et faite en administrant des vapeurs concentrées de chloroforme, aurait certainement les effets progressifs et successifs que nous avons énumérés plus haut, et la mort en serait la conséquence finale, d'autant plus que chez beaucoup d'individus cet agent exerce une influence hyposthénisante très marquée. J'en ai vu un exemple très remarquable il y a environ deux ans ; c'était un jeune homme qui avait une luxation de l'épaule ; l'inhalation eut une durée moyenne ; mais, dans ce cas, pour réduire la luxation, il fallait obtenir la résolution musculaire, c'est-à-dire aller jusqu'à la deuxième période. La réduction fut facile. Le malade était dans son lit, et moi j'étais à une certaine distance de lui, et tout en entretenant les élèves du procédé de réduction que j'avais employé, j'observais le malade : l'inhalation était cessée depuis quelque temps,—je reviens sur ce fait que l'action du chloroforme ne cesse pas au moment où l'on suspend l'inhalation ; tant que le sang est encore imprégné de chloroforme, il faut veiller attentivement le malade,—lorsque je vis sa respiration qui devenait très faible et se ralentissait ; puis, tout à coup, la respiration se suspend et le visage devient pâle ; je me précipite sur le malade, je lui ouvre la bouche ; j'attire la langue au dehors, et je fais la respiration artificielle par des pressions cadencées du thorax. Dire combien je mis de temps pour tout cela, je n'en sais rien ; toujours est-il que je fus assez heureux pour le rappeler à la vie ; au bout de quelques instants la connaissance revint, et le malade se rétablit complétement. Evidemment, ce jeune homme avait subi l'action successive et progressive du chloroforme.

Dans une autre circonstance, j'avais à appliquer le cautère actuel sur un bourrelet hémorrhoïdal, chez une jeune dame d'une constitution lymphatico-nerveuse ; l'inhalation avait bien marché, mais il y avait eu peu d'excitation ; vous savez que, pour les opérations qui se pratiquent sur les orifices naturels, il faut pousser l'anesthésie jusqu'à la période de tolérance, ces organes étant munis d'une très grande quantité de filets nerveux, et étant, comme je vous l'ai dit, l'*ultimum moriens* de l'économie. J'allai donc jusqu'à obtenir la résolution musculaire, puis je pratiquai la cautérisation et j'appliquai des compresses d'eau froide ; le pansement terminé, j'attendais le réveil de la malade ; au lieu de cela, je vis les inspirations devenir de plus en plus faibles et éloignées ; le pouls était très petit et le visage très pâle ; aussitôt je fis ouvrir la croisée, et je fis la respiration artificielle ; j'eus le bonheur de rappeler cette jeune dame à la vie.

Ces cas sont très graves ; la mort est proche, et certainement, si l'on n'apportait une grande vigilance dans l'administration du chloroforme, les malades succomberaient ; mais heureusement, en pareil cas, la mort n'est pas foudroyante, et l'on a le temps de la prévenir en recourant aux moyens que je vous indiquerai plus tard.

9° *Mort subite ; sidération.* — Mais il n'en est pas toujours ainsi ; l'action du chloroforme n'est pas toujours lente et progressive ; il y a des cas où l'on observe une véritable sidération. Ces cas de mort subite sont quelquefois survenus au début de l'éthérisation, alors que le malade n'avait encore reçu que très peu de chloroforme ; on ne peut donc pas dire qu'ils ont été asphyxiés par une trop grande quantité de vapeurs ; chez quelques autres individus, la mort est arrivée pendant la période d'excitation, ces malades n'avaient donc pas encore subi toutes les phases de l'anesthésie ; un petit nombre enfin a succombé pendant la seconde période. On peut donc dire d'une manière générale que la mort s'est produite à un moment où le sujet n'avait pas encore pris beaucoup de chloroforme. Il faut noter aussi que dans la plupart des cas, l'éthérisation n'avait rien présenté d'extraordinaire qui pût faire croire à l'imminence du danger, l'inhalation marchait d'une manière régulière, lorsque tout à coup, en une seconde, le malade est frappé de mort.

*Comment survient la mort?* — La mort a pour cause tantôt l'arrêt de la respiration, tantôt au contraire de la circulation. Dans le premier cas, pendant que l'inhalation suit sa marche normale, on voit tout à coup le visage pâlir, les yeux deviennent fixes, la respiration haletante, le malade crie : « J'étouffe, je meurs ! » En un mot, il y a un cri de l'organisme qui sent la présence du danger; puis, au bout d'une demi-minute ou d'une minute, le malade succombe. C'est ainsi qu'est morte la première personne qui ait succombé en France aux inhalations du chloroforme : c'était une dame de Boulogne-sur-Mer, une femme chloro-anémique; on allait procéder à l'opération quand la malade effarée, le visage anxieux, s'écrie : « Je meurs! j'étouffe! » La respiration devint râleuse, interrompue; une minute après la malade était morte. Les mêmes phénomènes ont été observés dans un grand nombre de cas. Il est possible d'admettre qu'alors la mort a été la conséquence de l'arrêt de la respiration.

Dans le second cas, c'est la circulation qui s'est suspendue la première : il existe plusieurs observations de morts survenues en Angleterre pendant l'inhalation du chloroforme; or, dans les hôpitaux anglais, il y a un chirurgien qui est spécialement chargé de l'éthérisation; il faut donc reconnaître que le chloroforme est parfaitement administré. Dans ces observations il est dit que le pouls a cessé brusquement de battre, qu'il y a eu encore quelques inspirations et que le malade a succombé.

Le plus remarquable des faits de ce genre est celui qui a été observé le 15 janvier dernier, à l'hôpital Saint-Louis, par M. Richet : c'était un malade atteint de luxation de l'épaule. Il fallait donc obtenir la résolution musculaire pour arriver à la réduction; celle-ci fut pratiquée avec succès; le malade était dans son lit, et l'un des internes lui tenait le pouls; tout à coup l'interne s'écrie : « Le pouls cesse de battre; » et cependant, d'après ce que dit l'observation — et M. Richet me l'a confirmé depuis — la respiration continuait encore à se faire. M. Richet mit tout en œuvre pour rappeler le malade à la vie, mais ce fut en vain.

La mort peut donc survenir tantôt par le fait de la respiration, et alors les malades ont le temps de jeter un cri; tantôt enfin l'action du cœur s'arrête brusquement; il y a une véritable sidération. Ce qui est le plus affligeant dans ces cas de mort subite, c'est que les soins même les plus sagement administrés sont complétement inutiles; il est sans exemple qu'un individu qui a été dans cet état en soit revenu.

*Résultat des autopsies.* — Les autopsies nous apprennent-elles quelque chose sur la manière dont survient la mort? Dans quelques cas on a trouvé des bulles de gaz dans le cœur et les gros vaisseaux ; ordinairement ces bulles d'air existaient avec l'emphysème pulmonaire. Je n'ai pas besoin de vous rappeler que ce emphysème m'a paru résulter dans quelques cas des efforts vio·lents auxquels ces malades s'étaient livrés pendant la période d'excitation.

D'autres fois on a trouvé les caractères de l'asphyxie ; le cœur, le poumon et les vaisseaux veineux de l'encéphale étaient gorgés de sang noir ; chez quelques individus, enfin, le cœur était flasque ; peut-être alors y a-t-il une sidération du cœur. Peu importe du reste le résultat des autopsies ; ce qui est déplorable dans ces cas de mort subite, c'est que l'on n'a jamais pu rappeler les malades à la vie.

*Mort tardive.* — Mais ce n'est pas toujours pendant l'inhalation que survient la mort ; elle peut aussi arriver quelques instants et même quelques heures après l'administration du chloroforme : c'est ce que j'appelle des cas de *mort consécutive* ou *tardive*. Le chloroforme, vous ai-je dit, laisse quelquefois les malades dans un état d'hyposthénisation qui ne manque pas d'avoir une certaine gravité ; or, cet état peut durer pendant plusieurs heures et se terminer par la mort : M. Giraldès en a cité deux cas, l'un après l'emploi de l'éther, le second après l'administration du chloroforme ; le malade avait été amputé d'un bras le matin et est mort dans la nuit suivante.

On a dit que dans ces cas de mort tardive, le chloroforme n'y est pour rien; c'est une profonde erreur que je tiens à relever : il est impossible de ne pas reconnaître que dans ces cas malheureux c'est le chloroforme qui a amené consécutivement une syncope mortelle. Un autre fait de mort survenue quatre heures après l'éthérisation a été publié par un journal américain. Enfin, j'en ai observé un moi-même à l'hôpital Beaujon : c'était un boucher, un homme très vigoureux, qui avait une hernie étranglée ; je fus appelé à l'hôpital vers quatre ou cinq heures de l'après-midi pour pratiquer l'opération ; le malade était adonné aux liqueurs alcooliques ; aussi éprouvai-je de grandes difficultés pour obtenir la résolution musculaire.

Il fallut prolonger les inhalations pendant plus de vingt minutes, à tel point que je regrettais déjà d'avoir eu recours au chloroforme ; enfin, j'obtins l'anesthésie complète, et je tentai de réduire la hernie ; j'achevai et je pratiquai de suite l'opération. Le malade passa très bien la soirée, et il était impossible de soupçonner ce qui devait arriver quelques heures plus tard : à minuit et demi, le malade appelle l'infirmier pour lui demander à boire ; une demi-heure après, son voisin entend un peu de bruit et appelle le veilleur ; le malade était mort sans rien dire : c'était probablement une syncope tardive. Peut-être aurait-on pu sauver cet homme en le veillant attentivement et en le ranimant un peu avec des cordiaux.

Nous avons passé en revue tous les accidents qui peuvent se présenter pendant le cours de l'éthérisation ; voyons maintenant comment on peut y remédier. Et d'abord, rappelez-vous que jamais on ne doit donner le chloroforme sans avoir examiné attentivement les contre-indications qui peuvent résulter des lésions organiques que porte le malade, ou des circonstances dans lesquelles il se trouve ; souvenez-vous aussi des règles que je vous ai indiquées pour l'inhalation ; enfin, n'oubliez pas que, malgré toutes ces précautions, l'anesthésie est toujours une chose très sérieuse, et il y a danger de mort.

*Comment peut-on remédier aux accidents mortels produits par le chloroforme ?*

*Aération.* — La première chose à faire est d'ouvrir les croisées de la chambre, afin de renouveler l'air, qui est plus ou moins chargé de vapeurs anesthésiques. Puis, vous dira-t-on, il faut exciter la peau par des applications irritantes, stimulantes ; ce moyen, qui est très rationnel et réussit le plus généralement dans les cas de syncope ordinaire, a cependant très peu de chances de donner ici un bon résultat. En effet, les téguments sont frappés d'insensibilité complète ; l'excitation artificielle que l'on y provoque n'est point perçue.

*Position horizontale.* — Dans le cas de syncope ordinaire, on couche le malade dans la position horizontale. Il faut le faire également dans la syncope produite par le chloroforme, et même que la tête soit placée plus bas que le reste du corps ; si les battements du cœur ne sont pas entièrement éteints, il peut se faire que le sang arrive encore jusqu'au cerveau et en réveille l'action.

*Ranimer la respiration.* — Mais ce qu'il faut surveiller pardessus tout, c'est l'état de la respiration, car nous n'avons pas de moyen qui agisse directement sur le cœur ; nous ne pouvons ranimer ses fonctions que par l'intermédiaire de la respiration, et si, d'un autre côté, c'est la suspension de l'acte respiratoire qui rend la mort imminente, c'est encore sur la respiration qu'il faut agir.

Si j'insiste autant sur tous ces détails, c'est qu'il faut que vous sachiez d'avance, et sans la moindre hésitation, ce que vous avez à faire en pareille circonstance, car la moindre perte de temps peut entraîner la mort du malade.

Les moyens que vous devez employer immédiatement sont donc :

1° L'aération de la chambre

2° La position horizontale ;

3° Aviser à la respiration.

Ne vous arrêtez donc pas aux frictions irritantes sur la peau, vous perdez là un temps précieux ; cherchez à rétablir la respiration, voilà le point capital.

*Attirer la langue au dehors.* — Je vous disais que souvent, et surtout chez les vieillards, l'inhalation se faisant pendant que le malade est dans le décubitus dorsal, la langue abandonnée à son propre poids tombe en arrière et peut gêner considérablement l'entrée de l'air dans les voies aériennes ; il faut donc ouvrir la bouche du malade et attirer la langue au dehors. Ce moyen par lui-même et employé seul a donné plus d'une fois d'excellents résultats ; tels sont les faits du docteur Escalier, du docteur Leflève et d'autres encore, dans lesquels il est dit que l'on a rappelé les malades à la vie en portant le doigt dans le gosier ; mais les auteurs de ces observations attribuent le succès qu'ils ont obtenu à la titillation de la luette ; pour moi, je donne une autre interprétation à ces faits, et je dis que c'est en facilitant la respiration, lorsque l'on attire la langue en avant, que ces malades ont été sauvés.

L'utilité de cette pratique, je vous l'ai déjà dit, avait été signalée par les Anglais, mais ils n'en connaissaient pas toute la portée,
c'est M. Després, de Bicêtre, qui en a démontré le premier la véritable importance. Dans un cas de syncope très grave, M. Nélaton a fait plus, il a placé le malade la tête basse, il a fait élever
les pieds, et en même temps il attirait la langue hors de la bouche : il a réussi à ranimer le malade.

*Insufflation pulmonaire.* — Grâce à l'emploi de ces moyens
que nous venons d'indiquer, l'entrée de l'air dans les voies
aériennes est libre ; que faut-il faire maintenant ? Un certain
nombre de chirurgiens conseillent de recourir à la respiration
artificielle par insufflation pulmonaire. Or, l'insufflation peut se
faire de différentes manières : en mettant un tube dans la trachée, de bouche à bouche, ou par la trachéotomie.

1° *Avec le tube laryngien.* — Mettre un tube dans la trachée
n'est pas une chose facile ; cependant, si cela était très utile, je
vous dirais : « Ne faites jamais d'éthérisation sans avoir dans
votre poche le tube laryngien de Chaussier. » Mais il n'en est pas
ainsi : j'ai fait des expériences sur le cadavre ; il est très difficile
d'introduire ce tube dans la trachée, on n'y arrive qu'après des
tâtonnements qui demandent du temps, et comme ici, au contraire, il faut aller rapidement, j'en conclus au rejet absolu de
cette méthode.

2° *Insufflation de bouche à bouche.* — L'insufflation de bouche à bouche est beaucoup plus facile et se présente, par conséquent, de suite à l'esprit. Il y a quelques années, M. Ricord a
publié quatre observations desquelles il semble résulter qu'il a
sauvé les malades à l'aide de ce moyen. Je n'ai aucune espèce de
doute sur la bonne foi de M. Ricord, mais je me suis demandé
comment il se faisait qu'il ait pu observer en quelques mois quatre faits aussi graves, alors que, dans une période de douze ans
au moins, je n'ai vu que deux cas de mort imminente ! Il me
semble donc que M. Ricord s'est effrayé un peu vite ; sans doute
c'étaient des cas de stertor commençant ; mais je crois que le danger n'était pas aussi imminent. Admettons cependant que le hasard ait fourni ces quatre faits à M. Ricord, et voyons, d'un autre
côté, à quoi peut servir l'insufflation de bouche à bouche : je
n'hésite pas à le dire, elle ne sert à rien.

Quand on insuffle un cadavre de bouche à bouche, — c'est-à-dire en introduisant un soufflet dans la bouche du cadavre, que l'on maintient exactement fermée autour de l'instrument, — l'air pénètre dans l'arrière-bouche, où il rencontre deux orifices, celui du larynx et celui de l'œsophage ; il en arrive bien un peu dans la trachée, mais ce n'est pas assez pour que les poumons puissent se dilater, les poumons, vous le savez, étant exactement limités et maintenus latéralement par les plèvres et les côtes, et en bas par le diaphragme. Où donc va l'air que vous insufflez dans la bouche ? La plus grande partie passe dans l'œsophage et l'intestin, et ballonne le ventre.

Mais admettez qu'il entre une certaine quantité d'air dans les poumons, les parois thoraciques étant immobiles, cet air reste dans les cellules pulmonaires ; on ne fait donc rien d'utile, et comme l'estomac et l'intestin se ballonnent, la respiration devient de plus en plus difficile. L'insufflation de bouche à bouche ne sert donc à rien, et peut même être plus nuisible qu'utile. Le résultat de mes expériences me conduit donc à rejeter cette méthode, malgré les faits en sa faveur cités par MM. Ricord et Plouviez, de Lille.

Voulez-vous savoir maintenant ce que nous apprennent les faits relativement à l'efficacité de l'insufflation ? Dernièrement, M. Marjolin, dans le cas malheureux dont il a été témoin, a essayé l'insufflation de bouche à bouche ; l'air est entré dans le tube digestif, et il a fallu presser sur le ventre pour l'en expulser et éviter qu'il ne gênât la respiration. Il n'y a que deux mois que ce fait a eu lieu, et vous devez en avoir, comme moi, tous les détails présents à la mémoire.

3° *Trachéotomie.*—Il y a plus, les chirurgiens anglais, voyant l'inutilité complète de l'insufflation de bouche à bouche, ont tenté de pratiquer la trachéotomie. J'ai expérimenté sur le cadavre ; l'opération est faite en deux secondes, car il n'y a pas de sang qui gêne, puisque le malade est sous le coup d'une syncope ; c'est donc comme si l'on agissait sur un cadavre : j'ai injecté de l'air, il en sort un peu par la plaie, beaucoup par le larynx, et il n'y en a qu'une très minime proportion qui pénètre dans les poumons.

Cependant un homme qui a une grande autorité en chirurgie, M. Langenbeck, de Berlin, a publié dernièrement un fait qui semble plaider en faveur de la trachéotomie (*Deustche Klinik*, 1859, *n°* 4). Il est dit dans l'observation qu'après avoir tenté en vain l'insufflation pulmonaire à l'aide d'un tube laryngien, les battements du cœur s'étant arrêtés deux minutes environ après les mouvements respiratoires, la trachéotomie fut pratiquée et un tube fut introduit par la plaie : on fit alors l'insufflation pulmonaire alternant avec les succussions cadencées des parois thoraciques, et l'on eut le bonheur de rappeler le malade à la vie.

Ce fait ne nous paraît pas rigoureusement concluant, et il est permis de se demander si la traction de la langue en avant et les succussions de la poitrine pratiquées avant la trachéotomie n'eussent point aussi bien réussi.

En résumé, nous rejetons l'insufflation par le tube laryngien, comme étant longue et laborieuse, et l'insufflation de bouche à bouche comme étant plutôt nuisible qu'utile. Quant à la trachéotomie, sans dire que ce soit une mauvaise chose, elle nous paraît toujours avantageusement remplacée par l'introduction d'un doigt ou d'un crochet dans la bouche, pour attirer la langue en avant et par les succussions cadencées de la poitrine.

Le moyen qui nous semble avoir le plus de chances de succès est celui qui consiste à imprimer des succussions cadencées et brusques aux parois thoraciques. On presse sur le thorax, on entend aussitôt l'air qui sort avec bruit par le larynx ; cette pression est d'autant plus avantageuse que l'air qui était contenu dans la poitrine est imprégné de chloroforme, et que son séjour prolongé dans les poumons ne ferait qu'augmenter les accidents. Puis, on cesse brusquement de presser, et alors, les côtes se relevant par le fait de leur élasticité, les poumons se dilatent et l'air s'y introduit. On répète ces pressions brusques, saccadées, un certain nombre de fois.

Il va sans dire que, pendant ce temps, le malade est mis dans la position horizontale, et l'air de la chambre est renouvelé.

Tels sont les moyens dont le chirurgien dispose pour combattre les accidents mortels produits par le chloroforme ; vous voyez qu'ils se réduisent à peu de chose.


*Électricité.* — Il nous reste maintenant à étudier la valeur de l'électricité dont on avait tant vanté les résultats. L'électricité, vous le savez, stimule la contraction des muscles qui sont sous la dépendance de l'axe cérébro-spinal.

C'est M. Abeille qui, le premier, a préconisé l'emploi de l'électricité pour rappeler les malades à la vie, et depuis cette époque on a fait grand bruit de ce moyen. Pour juger de son efficacité, nous avons les résultats de l'expérimentation et l'examen des faits cliniques.

J'ai fait moi-même un certain nombre d'expériences à ce sujet. J'avais à ma disposition l'appareil de MM. Morin et Legendre, qui est tout à la fois très portatif et très puissant. Je donnais du chloroforme à des animaux jusqu'à ce que, par l'action successive et progressive qu'il détermine, la respiration s'éteignît ; aussitôt que j'étais arrivé à la suspension de l'acte respiratoire, mais le cœur continuant encore à battre, j'appliquais l'un des pôles de la pile sur les parois thoraciques et l'autre sur le diaphragme, et j'ai réussi plusieurs fois à rétablir la respiration. Le passage du courant a pour premier effet de déterminer de violentes secousses, puis on voit une inspiration profonde, et bientôt les mouvements de la poitrine s'exécutent graduellement ; j'ai même vu des animaux qui, après quelques secousses, se relevaient et marchaient aussitôt.

Mais l'application de l'électricité est tellement douloureuse que, si l'on continue quelques secondes encore après que la respiration commence à se rétablir, les animaux poussent des cris affreux, et cependant l'anesthésie dans quelques-unes de mes expériences était si profonde que je suis sûr que ces animaux n'eussent pas senti la douleur de la brûlure.

Si, pour employer l'électricité, on attend que la circulation soit suspendue comme la respiration, alors on voit seulement se produire des mouvements violents du diaphragme ; mais l'action du cœur n'est pas réveillée.

L'électricité n'est donc véritablement utile que dans les premiers instants qui succèdent à l'arrêt de la respiration, c'est-à-dire dans les cas précisément où la succussion des parois thoraciques suffit ordinairement pour rappeler le malade à la vie. Si les bénéfices de l'électricité se bornaient là, évidemment nous n'aurions pas besoin d'y recourir ; mais voyons si elle a quelque utilité dans les cas de syncope où les battements du cœur sont arrêtés.

M. Abeille en vantait beaucoup les bons effets ; j'ai donc voulu faire avec lui des expériences à l'hôpital Beaujon ; nous avons employé l'électricité de toutes les manières ; j'ai même enfoncé l'une des aiguilles conducteurs dans le péricarde et l'autre dans les parois thoraciques, jamais nous n'avons pu obtenir une seule contraction du cœur.

Voyons maintenant ce que nous apprennent les faits cliniques. En Angleterre, on a eu pendant un certain temps des appareils électriques qui fonctionnaient pendant que l'on donnait le chloroforme : plusieurs fois on y a eu recours, mais jamais on n'en a obtenu aucun résultat.

Somme toute, l'expérimentation et l'observation clinique démontrent qu'il n'y a rien à attendre de l'électricité dans les cas de sidération du cœur, et que là où elle réussit, la succussion de la poitrine réussit aussi bien.

On a encore préconisé quelques autres procédés pour remédier aux accidents mortels produits par le chloroforme. Ils sont tous sans effet, et je crois qu'il est complétement inutile de vous en parler.

*Résumé.* — Voici donc, en résumé, ce que vous aurez à faire : aération ; position horizontale ; attirer la langue en avant ; pratiquer la succussion cadencée de la poitrine, et, au besoin, faire stimuler la peau par un aide pendant que le chirurgien cherche à rétablir la respiration. Malheureusement, ces moyens sont très bornés ; c'est là une raison de plus pour que vous les ayez toujours présents à l'esprit, afin de pouvoir y recourir sans hésitation et d'obtenir d'eux, par un emploi immédiat, toute la somme d'effets qu'ils peuvent produire.

De ce long examen auquel nous venons de nous livrer avec vous, il résulte un fait bien évident, c'est que, si le chloroforme rend de grands services à la chirurgie en abolissant la sensibilité et l'action musculaire, à côté de ces bienfaits inappréciables se trouvent des dangers. La question que nous avons à examiner actuellement est donc celle-ci : « *Les cas de mort sont-ils en proportion suffisante pour que l'on doive renoncer à l'anesthésie?* » J'avoue que si la mort était fréquente, je n'hésiterais pas, pour ma part, à prendre ce parti ; je crois qu'en effet il serait convenable de s'abstenir de l'anesthésie, et de faire comme nous faisions avant la découverte de l'éther et du chloroforme.

Mais si nous rejetons l'emploi de ces agents parce qu'ils peuvent déterminer la mort, il nous faudrait aussi renoncer à faire de la chirurgie. Ne peut-il pas arriver en effet, qu'une simple saignée, une petite incision pratiquée sur le cuir chevelu, soient le point de départ d'un érysipèle qui se termine par la mort? Blandin n'a t-il pas vu succomber un malade à une phlébite qui s'était développée après une ponction d'hydrocèle? N'a-t-on pas vu la mort survenir après le simple arrachement d'un ongle? Vous le voyez, il faudrait renoncer à pratiquer même les plus simples opérations. Que la mort soit immédiate comme par le chloroforme, ou qu'elle arrive au bout d'un certain temps, comme dans le cas que je vous indiquais tout à l'heure, peu importe, le résultat est le même, le malade succombe ; il est vrai que la mort par le chloroforme est plus effrayante à cause de sa rapidité ; aussi le public n'est-il que trop disposé à rendre le médecin responsable. Il faut donc, qu'à raison même de cette responsabilité, le chirurgien s'entoure de toutes les précautions possibles, afin d'éviter les accidents ; mais il ne faut pas pour cela renoncer aux bénéfices immenses de l'anesthésie.

*Proportion des cas de mort.* — Quelle est donc la proportion des cas de mort relativement à ceux de l'administration du chloroforme? A première vue, je me crois dans le vrai en disant qu'elle est très minime : on le donne journellement sur tous les points du globe ; c'est par centaines de mille qu'il faut compter les cas où on le donne, ou plutôt on ne peut pas les compter, et, sur ce chiffre immense, il y a peut-être cent ou cent vingt cas de mort ; mais si le chiffre des morts n'est qu'approximatif, il est encore bien plus difficile de savoir quel est celui des inhalations anesthésiques. Il est donc impossible de dire quelle est la proportion exacte des cas de mort.

Mais nous avons un excellent terme de comparaison dans le résultat des inhalations de chloroforme pratiquées par les chirurgiens militaires pendant la guerre d'Orient. Baudens, dans sa *Relation de la guerre de Crimée,* avait dit qu'il n'y avait pas eu un seul cas de mort par le chloroforme ; c'est une erreur qu'un chirurgien aide-major d'un des régiments de la garde impériale, M. le docteur Rizet, a relevée dans une lettre publiée il y a quelque temps par la *Gazette médicale.* M. Rizet rapporte que deux militaires ont succombé ; l'un, à qui M. le docteur Rampon donnait le chloroforme pour pratiquer l'amputation de la jambe ; l'autre allait subir l'amputation de la cuisse.

Ces deux faits se sont produits aux ambulances de Crimée : le

chloroforme était pur ; il a été administré, il est vrai, avec l'é-
ponge, mais il était donné par des hommes intelligents et habiles ;
l'inhalation a donc été faite d'après les règles de l'art, et cependant elle a deux fois entraîné la mort.

Or, savez-vous combien de fois on a donné le chloroforme en
Crimée? Les chirurgiens militaires ont calculé que ce chiffre
s'élevait à 25 ou 30,000 ! Admettons qu'il n'y ait eu que 20,000
cas d'administration, vous voyez que j'en supprime à peu près un
tiers, et cependant il nous reste un cas de mort sur 10,000 éthé-
risations.

On a écrit dernièrement en Angleterre que la mort survient
1 fois sur 5 à 6,000 cas d'administration. Ainsi la proportion des
accidents par le chloroforme est bien minime; elle est beaucoup
plus rassurante que celle des accidents qui surviennent après la
saignée, car je suis bien convaincu que, sur 5,000 saignées, il y a
au moins 3 ou 4 morts par suite de phlébite. La mort par le chloroforme est donc très rare; mais elle a quelque chose d'effrayant,
c'est qu'elle arrive brusquement et nous laisse désarmés.

*Conclusion.* — Ici se termine l'exposé que j'avais à vous faire
de l'emploi des agents anesthésiques, ou plutôt du chloroforme,
qui est seul resté dans la pratique.

Je conclus :

M. Hervez de Chégoin a fait à la Société de chirurgie la question suivante : « *Faut-il renoncer aux bénéfices de l'anesthésie ?* »
La Société a répondu : « En outre qu'il est impossible aujour-
d'hui de refuser aux malades l'anesthésie chloroformique, eu
égard au petit nombre d'accidents que détermine le chloroforme,
accidents qui d'ailleurs ne sont pas toujours mortels, la proportion en est trop minime pour faire rejeter l'emploi d'un agent
qui rend de si grands services à la chirurgie. »

Vous avez donc entre les mains un moyen tout à la fois mer-
veilleux et terrible : ne l'employez jamais légèrement, refusez-le
toutes les fois que le malade ne vous paraît pas très apte à le recevoir, et lorsque vous le donnez, conformez-vous aux règles indiquées, et entourez-vous de toutes les précautions possibles.

C'est en agissant ainsi que vous sauvegarderez et la vie des
malades et votre propre responsabilité.

# APPENDICE

A MONSIEUR

LE RÉDACTEUR EN CHEF DU *MONITEUR DES HOPITÁUX*

## Sur un moyen facile et exact de constater la pureté du chloroforme.

Mon cher rédacteur en chef,

Dans les excellentes leçons sur l'emploi du chloroforme faites par M. Robert à l'Hôtel-Dieu, et publiées dans le *Moniteur des Hôpitaux*, j'ai cru remarquer que le savant et habile chirurgien, en insistant avec justesse sur la nécessité de n'employer qu'un chloroforme parfaitement pur, n'avait peut-être pas indiqué un moyen suffisamment exact et précis de constater cette pureté.

Le chloroforme peut contenir du chlorure d'élaïle, de l'alcool, des composés chloreux, des combinaisons amyliques, métyliques et d'aldéhyde, que l'appréciation de la densité, recommandée comme épreuve par M. Robert, est impuissante à déceler si leur quantité est peu considérable.

J'ai pensé qu'il pourrait être utile de mettre sous les yeux de vos lecteurs les deux moyens suivants d'arriver à la constatation absolue de la pureté de cet agent anesthésique, moyens aussi simples que précis, et à la portée de tous.

En ajoutant à du chloroforme qui contient du chlorure d'é-laïle un peu de potasse, on transforme le composé en chlorure d'acétyle, dont l'odeur infecte dénote immédiatement la présence.

S'agit-il de rechercher tous les autres composés qui peuvent se trouver mêlés au chloroforme, les alcools notamment qui se rencontrent le plus fréquemment? On y parvient facilement en broyant, dans un vase quelconque, une petite quantité de bichromate de potasse au milieu d'un peu de chloroforme, et en ajoutant à ce mélange quelques gouttes d'acide sulfurique. Si le chloroforme est pur, il se forme un précipité rouge brun d'acide chromique; s'il n'est pas pur, l'acide est réduit, tandis que le dépôt, et quelquefois le liquide lui-même, prend une couleur verte, due à la présence du sesquioxyde de chrôme.

Si vous pensez, mon cher rédacteur, que ces renseignements soient de quelque utilité pour vos lecteurs, donnez-leur la publicité de votre journal, et croyez-moi, etc.

BERTHÉ.

Paris. — Imprimerie de Dubuisson et Cᵉ, rue Coq-Héron, 5.

# TABLE DES MATIÈRES.

Paris, imp. de Dubuisson et C°, rue Coq-Héron, 5.

9 782016 162231